CONTRIBUTION A L'ÉTUDE CLINIQUE

DU

MAL DE BRIGHT

PAR

Vincent ALIBERT
Docteur en médecine de la Faculté de Paris,
Ancien interne des hôpitaux de Toulouse,
Ancien externe des hôpitaux de Paris (médaille de bronze de l'Assistance publique).

PARIS
V. ADRIEN DELAHAYE et Cie LIBRAIRES-EDITEURS
PLACE DE L'ECOLE-DE-MÉDECINE
1880

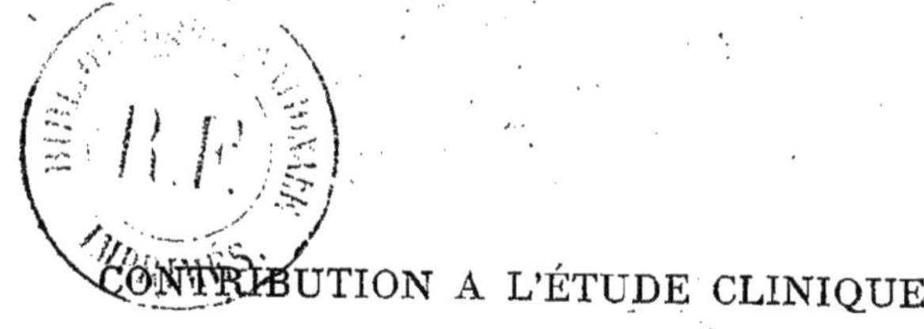

CONTRIBUTION A L'ÉTUDE CLINIQUE

DU MAL DE BRIGHT

CONTRIBUTION A L'ÉTUDE CLINIQUE

DU

MAL DE BRIGHT

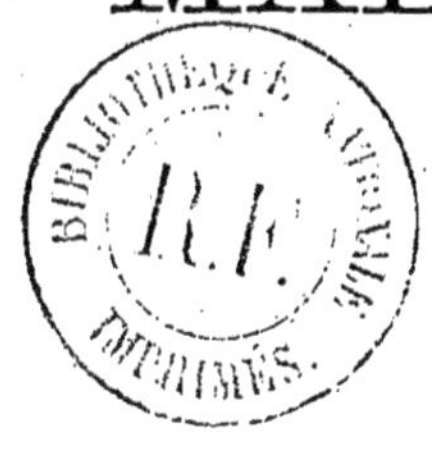

PAR

Vincent ALIBERT

Docteur en médecine de la Faculté de Paris,
Ancien interne des hôpitaux de Toulouse,
Ancien externe des hôpitaux de Paris (médaille de bronze de l'Assistance publique).

PARIS

V. ADRIEN DELAHAYE et Cie LIBRAIRES-EDITEURS

PLACE DE L'ECOLE-DE-MÉDECINE

1880

CONTRIBUTION A L'ÉTUDE CLINIQUE

DU

MAL DE BRIGHT

INTRODUCTION.

Notre intention n'est pas d'exposer l'histoire complète de la maladie de Bright. Des documents nombreux et une grande expérience seraient nécessaires pour mener à bonne fin un pareil travail.

C'est pourquoi nous nous contenterons d'exposer ici le résultat de nos *observations personnelles*.

Ayant eu la bonne fortune de suivre pendant notre dernière année d'externat chez M. le Dr Dieulafoy, à l'hôpital Tenon, un certain nombre de malades atteints de néphrites chroniques avec albuminurie, nous avons consigné avec soin tous les phénomènes observés chez eux et nous nous sommes demandé en relisant ces observations, s'il ne serait pas possible d'en tirer quelques enseignements?

C'est ce travail que nous avons entrepris, guidé par les sages conseils de notre excellent maître, M. le

Dr Dieulafoy, que nous prions de vouloir bien recevoir ici l'hommage de notre sincère reconnaissance.

Quelques-unes de nos observations sembleront peut-être trop détaillées; nous les donnerons cependant telles qu'elles ont été prises, espérant montrer par là que nous nous sommes efforcé de ne rien laisser échapper.

Nous allons d'abord donner ces observations dans la première partie de notre travail.

Dans la deuxième partie, nous étudierons successivement :

1° Les symptômes;

2° Les complications;

3° Le diagnostic et le pronostic;

4° Le traitement.

Dans chacun de ces chapitres, nous nous bornerons à tirer les conclusions pratiques qui nous paraîtront être la conséquence naturelle des faits exposés dans notre première partie.

PREMIÈRE PARTIE

OBSERVATIONS.

OBSERVATION I. — Néphrite parenchymateuse.

Leblond Anatole, âgé de 37 ans, tourneur en optique, entre à l'hôpital Tenon le 10 janvier 1879, salle Gérando, 23.

Cet homme nous déclare n'avoir jamais été malade jusqu'au moment où, il y a un an, il fut pris d'œdème des extrémités inférieures, d'oppression avec toux, hémoptysies, palpitations et épistaxis.

Il nous est impossible d'obtenir de ce malade des renseignements précis sur la succession de ces divers symptômes et l'importance de chacun; il nous apprend qu'il a été mis, en ce moment, à l'usage du lait, qu'il a pris des purgatifs répétés et diverses préparations de digitale.

Sous l'influence de ce traitement une amélioration rapide serait survenue et le malade se serait cru guéri. Mais il y a quatre ou cinq mois, les palpitations cardiaques ont reparu, l'œdème s'est montré de nouveau aux membres inférieurs et aux membres supérieurs qu'il abandonne de temps en temps pour y reparaître ensuite; jamais il ne se serait manifesté à la face.

Bientôt après il a été pris de vomissements assez fréquents, de troubles de la vue et d'une *sensation de fourmillements dans les doigts de la main gauche.*

A son entrée, on constate un œdème assez prononcé des membres inférieurs et du prépuce; pas d'ascite.

Urines peu abondantes contenant une quantité notable d'albumine qui n'a pas été dosée; le malade a des envies fréquentes d'uriner et ce symptôme qui existe depuis le début de la maladie aurait coïncidé à ce moment avec une véritable polyurie.

Les bruits du cœur sont sourds, les battements précipités et irréguliers, pas de bruits anormaux. La matité précordiale ne paraît pas augmentée ; elle se confond en bas avec la matité du foie qui est volumineux et déborde les fausses côtes.

Le malade est assis sur son lit, en proie à une dyspnée intense, pouvant à peine répondre aux questions qu'on lui adresse; il a l'air d'un cardiaque arrivé à la période d'asystolie.

L'auscultation de la poitrine fait entendre des râles humides disséminés dans les deux poumons, sans prédominance marquée du côté des parties déclives.

Le 12 janvier. Le malade prend 30 grammes d'eau-de-vie allemande qui ne produit que peu d'effet. Régime lacté exclusif.

Le 14. L'oppression et la torpeur cérébrale ont augmenté; le malade a par moments de violents accès de suffocation. Prescriptions : eau-de-vie allemande, 25 grammes. Julep avec 20 grammes de sirop de chloral et 1 centigramme de chlorhydrate de morphine. Application de deux ventouses scarifiées de chaque côté de la poitrine.

Le 15. Le malade a eu d'abondantes évacuations alvines, il a pu reposer pendant la nuit; ce matin la torpeur est moins prononcée, il répond mieux aux questions qu'on lui adresse. A rendu depuis hier quelques crachats noirs, hémoptoïques.

Le 16. La nuit a été assez bonne, l'amélioration continue; oppression moins prononcée ; toujours quelques crachats hémoptoïques. Prescription : six ventouses scarifiées.

Le 17. Même état.

Le 23. La dyspnée s'est montrée de nouveau plus intense; réponses lentes, difficiles. Epistaxis abondante.

Le 24. La mort arrive à 5 heures du soir sans qu'il se soit produit de symptômes nouveaux.

L'autopsie ayant été pratiquée pendant notre absence, nous n'avons pu recueillir de renseignements détaillés; voici ceux qu'à bien voulu nous transmettre M. Bouley, interne de service :

Les deux reins volumineux et décolorés, présentent l'apparence macroscopique de la néphrite parenchymateuse.

Le cœur présente une hypertrophie du ventricule gauche qui est en même temps dilaté et dont les parois sont flasques et graisseuses. Les valvules paraissent insuffisantes mécaniquement, mais leur structure n'est pas altérée.

En résumé, ce malade qui ne pouvait donner que des renseignements assez vagues sur son état antérieur, se présentait à nous avec un ensemble de symptômes qu'on aurait pu facilement rapporter à une lésion cardiaque : œdèmes considérables, dyspnée intense, crachats hémoptoïques, foie volumineux, bruits cardiaques sourds, précipités et irréguliers. Cependant les troubles cérébraux, les vomissements, les troubles de la vue, les fourmillements des extrémités, les envies fréquentes d'uriner et la quantité notable d'albumine contenue dans les urines, nous avaient plutôt fait pencher vers le diagnostic de mal de Bright, quoique l'albuminerie eût pu être mise sur le compte d'une stase rénale, produite par une lésion cardiaque. — L'autopsie est venue confirmer notre diagnostic.

Obs. II. — Néphrite interstitielle.

Marxer Marie, âgée de 31 ans, demoiselle de magasin, entre à l'hôpital Tenon le 8 janvier 1879, salle Sainte-Marguerite, 20.

Bonne santé antérieure, il y a deux ans, œdème de la face, deux jours après œdème des jambes qui s'est rapidement généralisé. En même temps, envies fréquentes d'uriner ; pas de changement dans la couleur ni dans la quantité des urines rendues. Epistaxis fréquentes dont une aurait duré toute la journée ; céphalalgie, *bourdonnements d'oreille* et écoulement séreux par l'oreille gauche se reproduisant presque tous les jours, mais peu abondant.

La malade entre à la Charité, où elle passe deux mois, en juillet 1878. On aurait à cette époque fait l'examen de ses urines qui contenaient, nous dit-elle, une grande quantité d'albumine. Elle a été soumise au régime lacté et a éprouvé une amélioration rapide.

Depuis deux mois et demi elle a été reprise d'œdème des jambes et de céphalalgie. Actuellement cet œdème est peu prononcé, il y a un peu de bouffissure de la face ; quelques troubles de la vue.

Bourdonnements d'oreille avec surdité du côté gauche, *fourmillements dans les mains et dans les pieds* principalement dans la main droite ; la malade nous dit avoir eu à plusieurs reprises la sensation du *doigt mort* dans l'index droit, avec refroidissement, insensibilité, mais pas de paralysie ni de pâleur apparente. Ce phénomène qui s'est manifesté depuis deux ans se continue, chaque fois qu'il se produit, pendant plusieurs jours et même plusieurs semaines.

Rien au cœur, le premier bruit est un peu métallique. Pas de troubles respiratoires, pas de vomissements. Menstruation régulière.

Traitement. Julep avec 50 centigrammes d'iodure de potassium et 25 centigrammes d'acide gallique.

Le 13 janvier. Les urines claires et abondantes ne contiennent que des traces indosables d'albumine.

La malade a eu hier une *otorrhagie* par l'oreille gauche ; ce symptôme qui s'est manifesté il y a deux mois environ pour la première fois se reproduit, nous dit-elle, tous les deux ou trois jours. Elle nous apprend aussi qu'elle a eu, bien avant de se sentir malade, il y a dix ans environ, une hémoptysie.

Le 14. La malade se trouve bien tant qu'elle est couchée, mais dès qu'elle se lève, elle éprouve une fatigue très grande et des douleurs vagues dans les membres inférieurs. Elle urine beaucoup à la fois, mais pas très souvent ; se lève environ deux fois par nuit pour satisfaire ce besoin.

Le 15. A eu un peu d'otorrhagie dans la journée d'hier. 3 litres d'urine dans les vingt-quatre heures. Pas de symptôme nouveau.

Le 16. L'otorrhagie s'est reproduite hier soir et dans la nuit, mais il ne s'est écoulé que quelques gouttes de sang. Quantité d'urine rendue, 3 litres 1/4. On remarque une légère coloration rosée de la face que la malade a également observée et qu'elle déclare n'exister que depuis le début de sa maladie ; elle a également de la difficulté à ouvrir les yeux, les paupières lui paraissent lourdes.

Le 17. Nouvelle otorrhagie.

Le 18. Otorrhagie dans la journée d'hier et dans la nuit. La malade se plaint toujours de fourmillements et de faiblesse dans les mains ; lorsqu'elle prend un objet, elle éprouve au bout de quelques instants une douleur qui l'oblige à lâcher ce qu'elle tient ; il lui semble, nous dit-elle, qu'on lui arrache qnelque chose dans l'intérieur de la main et du poignet ; puis, au bout de quelques instants, la sensation de faiblesse et de fourmillements reparaît.

Le 20. L'otorrhagie qui ne s'était pas produite depuis deux jours a reparu ce matin un peu plus abondante que d'habitude. Même sensation de faiblesse et de fourmillements dans les extrémités. S'est levée 4 fois la nuit dernière pour uriner.

Examen de l'oreille au spéculum : la membrane du tympan ne peut être vue ; étant cachée par un dépôt de pus et de sang. La malade n'entend pas le mouvement d'une montre appliquée sur le pavillon ; mais elle l'entend quand on place la montre sur la région temporale.

Le 22. L'otorrhagie a été beaucoup plus abondante hier, elle a duré toute l'après-midi, la malade dit avoir taché tout un mouchoir avec le sang qui s'est écoulé.

Le 23. Otorrhagie légère.

Le 24. Otorrhagie plus abondante que de coutume.

Le 26. Otorrhagie assez abondante.

Le 27. Se plaint de gonflement d'estomac avec sensation d'oppression surtout après les repas (le même symptôme s'était manifesté pendant son séjour à la Charité. Légère otorrhagie.

Le 28. Légère otorrhagie.

Le 29. Pas d'otorrhagie ; épistaxis assez abondante par la narine gauche.

Le 30. Nouvelle épistaxis plus abondante par la narine gauche, otorrhagie très légère du même côté.

Le 2 février. Légère otorrhagie.

Le 3. La malade se plaint de fourmillements douloureux, plus forts que d'habitude, dans les membres inférieurs ; mais ce même symptôme a disparu dans les membres supérieurs.

Le 4. Les otorrhagies continuent peu abondantes. 4 litres d'urine. Se plaint d'avoir toujours soif et demande 1 litre de lait de plus.

Le 5. Epistaxis et otorrhagie légère.

Le 6. La malade se plaint que l'œdème des membres inférieurs apparaît dès qu'elle se lève, dès qu'elle se couche, on n'en trouve presque plus de trace. 5 litres d'urine. On supprime le julep avec l'iodure de potassium et l'acide gallique que l'on remplace par 15 centigrammes de fuchsine.

Le 7. Les urines ont pris sous l'influence du nouveau médicament, une coloration rosée très prononcée. Les otorrhagies continuent. Se plaint que la potion lui donne des coliques. Examen des urines qui ne contiennent que des traces d'albumine.

Le 8. Otorrhagie, ballonnement du ventre et crampes d'estomac surtout lorsqu'elle se lève.

Les 8 et 9. Otorrhagies très abondantes.

Le 11. Se plaint de ballonnement du ventre et de coliques ; on diminue la dose de fuchsine à 5 centigrammes. Les otorrhagies continuent.

Le 12. La malade a rendu depuis hier 7 litres d'urine. Epistaxis et otorrhagie légères.

Le 13. Douleurs dans le bras gauche et fourmillements dans la main correspondante. Les coliques sont moins fortes depuis qu'on a diminué la dose de fuchsine.

Le 14. Céphalalgie gravative principalement du côté gauche. 4 litres 25 cent. d'urine, 11 mictions, dont 4 pendant la nuit.

Le 15. Epistaxis très abondante par la narine gauche, otorrhagie très légère. Se plaint toujours de fourmillements dans les mains et les pieds avec douleurs passagères assez vives pour interrompre le sommeil ; sensation du *doigt mort*. 4 litres 25 cent. d'urine en 13 mictions.

Les 16 et 17. Otorrhagies très abondantes malgré l'apparition des règles ; les douleurs ont diminué dans les membres supérieurs, mais non dans les inférieurs ; la malade nous dit avoir fait la même remarque à ses précédentes époques. Vomissements pendant la nuit du 17 au 18.

Le 19. Après avoir lavé le conduit auditif gauche par une injection d'eau chaude, M. le Dr Lœvemberg l'examine et y constate la présence d'un polype assez volumineux, rosé et framboisé, Les fosses nasales examinées aussi ne présentent rien de particulier si ce n'est une déviation notable de la cloison qui fait une saillie anguleuse dans la narine gauche.

Le 24. La malade a eu des douleurs très fortes dans l'oreille les 20 et 21 février ; douleurs qu'elle attribue aux injections qui avaient été prescrites et qu'on suspend le 22.

Pas d'otorrhagie depuis le 19. Ce matin, légère épistaxis par la narine gauche. Se plaint toujours de douleurs de plus en plus pénibles dans les membres. Les urines examinées le 20 février contiennent, par litre, 7 gr. 50 d'urée. Comme la quantité d'urine excrétée dans les vingt-quatre heures varie en moyenne de 4 litres à 4 l. 1/3, la quantité d'urée est à peu près normale.

Le 25. Légère otorrhagie, pas de symptômes nouveaux.

Le 26. Céphalalgie, dyspnée avec sensation de constriction thoracique. Pas d'otorrhagie.

Le 28. Douleurs vives dans les membres amenant l'insomnie. Gêne respiratoire se manifestant surtout le soir et continuant jusqu'au milieu de la nuit, pas de toux, rien à l'auscultation. Urine 5 litres, 13 mictions. La malade nous dit avoir très souvent du *hoquet* pendant la nuit, souvent même ce spasme la prend pendant le sommeil. Elle a remarqué qu'avant d'être au régime lacté, le hoquet était plus fréquent et plus fort, qu'il se montrait aussi pendant le jour, surtout après les repas.

On porte la quantité de fuchsine à 10 centigrammes.

1er mars. Mêmes symptômes ; a eu hier une légère épistaxis du côté gauche. A eu des coliques qu'elle attribue à l'augmentation de la dose de fuchsine. Epistaxis très légère ce matin.

Le 3. Rien de nouveau, on suspend l'usage de la fuchsine. Légère otorrhagie.

Le 4. La malade a rendu depuis hier 4 lit. 1[2 d'urine en 16 mictions ; elle a remarqué que l'usage de la fuchsine diminuait le nombre des mictions sans influer notablement sur la quantité d'urine rendue. Bourdonnements d'oreille et sifflements qui se manifestaient très fréquemment depuis le début de sa maladie, surtout la nuit, et qu'elle avait omis de nous signaler.

Le 7. Douleurs lombaires très vives ; oppression très forte ; pas d'otorrhagie ni d'épistaxis. A uriné cinq litres et demi en 19 mictions.

Le 8. Sifflements dans l'oreille *droite*; fourmillements très prononcés; la malade nous dit que, s'étant levée, elle ne sentait pas le sol sous ses pieds. Urine 5 lit.; 21 mictions.

Le 11. Hoquet assez intense la nuit dernière, pas de troubles auditifs. Urine 5 litres; 23 mictions. On prescrit de nouveau 15 centigrammes de fuchsine.

Le 12. La malade a remarqué depuis 2 ou 3 trois jours quelques stries de sang dans ses crachats.

Le 13. Les règles ont paru ce matin ; les crachats sanguinolents ont cessé. Fourmillements et engourdissements très prononcés dans le bras gauche.

Le 14. Sifflements dans l'oreille gauche et légère épistaxis. Se plaint d'avoir tous les matins de la difficulté à ouvrir les yeux ; elle se sent les paupières lourdes.

Le 15. Les règles ont été plus abondantes que de coutume; troubles de la vue; les objets lui apparaissent à travers un nuage.

Le 18. Crampes d'estomac, oppression, épistaxis assez abondantes les deux jours précédents.

Le 19. Bourdonnements dans les deux oreilles. Vertiges la nuit dernière.

Ce matin, douleur très violente avec sentiment d'angoisse au niveau de la région précordiale avec propagation dans l'épaule correspondante; la douleur a duré 2 ou 3 minutes. Elle nous dit être sujette à ce phénomène qui se reproduit environ tous les 8 ou 10 jours depuis le début de sa maladie.

Le 20. Epistaxis, oppression, dyspnée, sifflements dans l'oreille gauche.

Du 20 au 24. Oppression, hoquet, bourdonnements d'oreille, épistaxis et otorrhagies.

Le 24. Anorexie très marquée. On prescrit un verre d'eau de Sedlitz.

Le 26. L'anorexie continue, on prescrit un second verre d'eau de Sedlitz.

Le 4 avril. N'a eu qu'une épistaxis et une otorrhagie très légères depuis le 26 mars. Elle se plaint toujours de crampes très vives dans les jambes. L'oppression a augmenté et se manifeste aussi bien la nuit que le jour; il lui semble, nous dit-elle, que quelqu'un est assis sur sa poitrine.

Le 29. La malade nous dit éprouver depuis 8 ou 10 jours du dégoût pour les aliments et des envies de vomir très fréquentes; elle a vomi une seule fois. A pris deux purgatifs et un vomitif; se trouve mieux aujourd'hui mais n'a pas faim. Les douleurs dans les membres sont moins fortes; n'a plus eu de fourmillements dans les mains depuis trois semaines. Pas d'otorrhagie ni d'épistaxis depuis le même temps. Plus de troubles auditifs, plus d'œdème des jambes même quand elle se lève.

Le 1er mai. Les otorrhagies et les fourmillements dans les mains ont reparu.

Le 3. Otorrhagies abondantes, crampes dans les membres inférieurs.

Le 5. La malade croit avoir pris un refroidissement dans les corridors; elle a eu des frissons prolongés et répétés pendant presque toute la journée avec céphalalgie violente. On reprend l'usage de la fuchsine à dose de 15 centigrammes.

Le 6. Les frissons se sont répétés dans la journée d'hier; le soir, la température était de 40°. Ce matin elle se plaint de céphalalgie avec douleurs dans les membres; pas plus de douleurs lombaires que d'habitude, pas d'éruption sur aucun point du corps.

T. matin, 38,7; soir, 40°. On prescrit 1 gr. de sulfate de quinine.

Le 7. La fièvre continue. T. matin, 37,9; soir, 40.5. Pas de toux, pas d'éruption.

Le 8. Diarrhée depuis ce matin. Dans la soirée elle est reprise de frissons et de fièvre intense avec douleurs vagues dans la poitrine. principalement entre les deux épaules; elle commence à tousser et crache en une seule fois environ une cuillerée de sang rutilant et spumeux. Elle a aussi une épistaxis très abondante par les deux narines. T. m. 38,4; s. 40°.

On supprime la fuchsine et on prescrit 50 centigrammes de sulfate de quinine.

Le 9. Mêmes symptômes que la veille; la malade a, sous nos yeux, une quinte de toux qui amène l'expectoration de 3 ou 4 cuillerées de sang rouge, spumeux, comme celui de la veille. Elle nous dit que depuis que l'hémoptysie a commencé, l'oppression a diminué. T. m. 38,5, s. 40°.

On prescrit une potion avec extrait de ratanhia et eau de Rabel.

Le 10. Les hémoptysies n'ont pas reparu depuis hier soir; douleurs vagues dans les membres, coliques et diarrhée. T. m. 38,9; s. 40°.

On prescrit une infusion avec 30 centigrammes de feuilles de digitale, à prendre en 4 fois dans les vingt-quatre heures.

Le 12. La fièvre continue, la température est toujours de 38° à 39°, le matin, et de 40° le soir. Les hémoptysies ne se sont pas reproduites; les crachats renferment cependant encore de temps en temps quelques stries de sang. Toux peu fréquente; douleurs abdominales surtout dans la fosse iliaque droite; diarrhée assez abondante, pas de taches sur la peau.

On prescrit des lavements laudanisés et 50 centigrammes de sulfate de quinine.

Le 13. La diarrhée avait cédé un instant à l'administration du laudanum mais elle a reparu ce matin, céphalalgie, courbature, insomnie. Râles sous-crépitants au sommet du poumon droit. T. m. 39° ; s. 39,9, on continue le sulfate de quinine.

Le 14. La fièvre et la courbature continuent, insomnie, vertiges. Râles humides assez abondants au sommet du poumon gauche en avant et en arrière. La diarrhée continue. T. m. 39,9 ; s. 40°. On prescrit 1/4 de lavement avec 20 gouttes de laudanum.

Le 15. Mêmes symptômes, insomnie, diarrhée très abondante. T. m. 38,7 ; s. 40,4.

Potion avec 60 gr. d'eau de chaux et 30 gr. de sirop de morphine. Glace.

Le 16. La diarrhée continue, depuis hier soir du hoquet et des vomissements se sont montrés. On ajoute à sa potion 30 gr. de sous-nitrate de bismuth. T. m, 39°, s. 40,3.

Le 17. Ballonnement considérable du ventre avec diarrhée surtout pendant la nuit. Les hoquets ont cessé, vomissements très fréquents, langue sèche. Râles très abondants au sommet droit. L'état général n'est pas trop mauvais, pas de prostration très marquée. T. m. 38,8, s. 40°.

Le 18. Diarrhée, hoquet, vomissements, langue sèche. T. m. 38,8, s. 40,1.

Le 19. Même état. T. m. 37,8, s. 40,1.

Le 20. Le ballonnement du ventre a encore augmenté, vomissements très fréquents, sans efforts, diarrhée abondante. Toujours des râles humides au sommet droit. T. m. 40°, s. 40°. On prescrit 50 centigr. de sulfate de quinine en deux doses.

Le 21. Tympanisme de plus en plus considérable, ventre très douloureux, râles humides très abondants au sommet droit, respiration rude et râles sibilants au sommet gauche. Les vomissements et la diarrhée continuent. On prescrit 1 centigr. de chlorhydrate de morphine dans 30 gr. d'eau, à prendre par cuillerées à café. T. m. 39°, s. 40.

Le 23. Le ventre est toujours très douloureux, mais il paraît un peu moins tendu ; les vomissements et la diarrhée ont un peu diminué. La malade se sent mieux.

On supprime la potion et on prescrit trois lavements laudanisés à prendre dans les vingt-quatre heures.

Le 26. Depuis le 23 au soir, la malade a eu plusieurs garde-robes sanguinolentes, la température a baissé mais les vomissements et la diarrhée continuent. La température était hier soir de 38,6. Aujourd'hui, T. m. 37,6, s. 38°.

Le 28. La malade se trouve mieux, la diarrhée est moins abondante, les vomissements moins fréquents. Ventre roujours douloureux mais moins ballonné. Toux fréquente, râles humides au sommet droit, respiration rude au sommet gauche. La température était hier soir de 38°, ce matin, 38,2.

La malade veut absolument sortir de l'hôpital.

Depuis lors nous avions perdu la malade de vue et nous supposions qu'elle avait dû succomber, lorsque le contraire nous fut annoncé, cinq mois après.

Le 5 novembre 1879, nous allons la voir chez elle et voici l'état dans lequel nous la trouvons. Elle nous apprend d'abord qu'après sa sortie de l'hôpital elle a continué à avoir, pendant quinze jours environ, une fièvre intense avec toux, hémoptysies légères, ventre ballonné et douloureux, diarrhée très abondante. Puis ces symptômes se sont calmés et la malade très affaiblie et très amaigrie, a repris peu à peu des forces et de l'embonpoint. Au mois d'août ses règles supprimées depuis le mois de mai ont reparu et reviennent depuis lors régulièrement ; mais elle a remarqué que le sang est moins rutilant qu'avant sa maladie. Depuis lors elle a continué à tousser surtout le matin ; elle a eu des sueurs nocturnes qui ont disparu depuis deux ou trois mois, expectoration abondante de mucosités filantes et spumeuses avec quelques crachats nummulaires.

La malade est actuellement un peu pâle mais non amaigrie, à l'auscultation on trouve quelques craquements au sommet gauche et des râles humides un peu plus gros avec un peu de souffle du côté droit. Elle nous dit éprouver quand elle se lève et qu'elle marche, des douleurs très vives dans les deux jambes, douleurs profondes qu'elle ne sait comment caractériser, mais qui ne ressemblent pas aux crampes qu'elle éprouvait pendant son séjour à l'hôpital.

Elle éprouve aussi (dans les mêmes circonstances) des douleurs dans la cuisse droite, il lui semble, nous dit-elle, qu'on lui arrache les chairs dès qu'elle veut marcher, nous constatons à ce niveau une hypéresthésie très marquée n'existant pas sur l'autre cuisse ni sur aucune des deux jambes.

Lorsqu'elle est couchée, elle nous dit avoir dans cette cuisse (à sa face externe et antérieure), une sensation de fourmillements. A part cela, jamais de douleurs spontanées. Douleur à la pression au niveau des apophyses épineuses dorsales, sans propagation. Le ventre qui avait toujours été ballonné pendant son séjour à l'hôpital, est maintenant très souple mais un peu sensible à la pression.

Au point de vue du mal de Bright, voici ce que nous avons pu constater :

Douleurs de reins assez vives, mictions moins fréquentes que pendant son séjour à l'hôpilal, surdité presque absolue du côté gauche, les otorrhagies qui ont continué pendant la période aiguë de sa maladie, ont disparu depuis et ne se sont plus reproduites; les fourmillements dans les doigts persistent, il n'y a plus ni douleurs ni crampes dans les membres. Bruits du cœur normaux, elle dit avoir de temps en temps des palpitations. Etat général bon, appétit normal, jamais de vomissements.

Sensation de constriction à la base du thorax avec accès d'oppression surtout le soir. Pas d'œdème des membres inférieurs ni de la face, quand elle est restée quelque temps debout, il apparaît un peu de gonflement au niveau des malléoles.

En résumé, nous trouvons chez cette malade les symptômes habituels du mal de Bright (probablement néphrite interstitielle) : envies fréquentes d'uriner, urines abondantes, claires, peu albumineuses. Hémorrhagies fréquentes par diverses voies : hémoptysies, épistaxis, *otorrhagies*, troubles auditifs : *bourdonnements et sifflements dans les deux oreilles, surtout la gauche, surdité de ce côté. Crampes trés douloureuses dans les membres, fourmillements aux extrémités, sensation du doigt mort à l'index droit.*

Oppression violente sans toux ni râles et parfois angoisse précordiale avec douleur se propageant dans l'épaule gauche. Pas de signes d'hypertrophie cardiaque, crises de *hoquet* surtout pendant la nuit.

Tout à coup, après un refroidissement supposé, éclatent des accidents aigus : frissons répétés, fièvre intense avec température de 40° tous les soirs et rémissions matinales de 1 ou 2° ; langue sèche, hémoptysies répétées et abondantes, râles humides spécialement aux deux sommets. Ventre ballonné et douloureux, diarrhée incoercible, selles sanguinolentes ; vomissements fréquents.

Tous ces phénomènes durent un mois environ, puis tout se calme et alors commence l'évolution d'une phthisie pulmonaire chronique, pendant le cours de laquelle les symptômes du mal de Bright paraissent amendés!

Les divers traitements institués successivement contre son mal de Bright, (iodure de potassium, acide gallique, fuchsine), ont paru sans influence sur la marche de la maladie; le régime lacté seul a donné quelque amélioration. Notons cependant dès maintenant un fait que nous avons remarqué pendant l'administration de la fuchsine: c'est la diminution notable du nombre des mictions qui se manifestait chaque fois qu'on avait recours à cet agent thérapeutique.

Obs. III. — Néphrite interstitielle.

Blancard Virginie, âgée de 20 ans, cuisinière, entre à l'hôpital Tenon le 5 février 1879, salle Sainte-Marguerite, 8.

Bonne santé antérieure. Il y a quatre ans, la malade aurait eu un peu d'œdème des jambes exclusivement limité à cette partie du corps et ne s'accompagnant d'aucun des symptômes qui se sont manifestés depuis; elle aurait, à cette époque, passé huit jours à l'hôpital, après quoi elle aurait été guérie et aucun accident ne se serait manifesté jusqu'à il y a deux mois, époque à laquelle elle fait remonter le début des symptômes dont elle se plaint aujourd'hui. A ce moment elle a remarqué que ses jambes enflaient surtout le soir, elle éprouvait aussi un peu de céphalalgie et des palpitations, jamais de frissons. Bientôt après ont apparu des *bourdonnements d'oreille* et des sifflements passagers qui auraient disparu aujourd'hui, n'a jamais remarqué que l'ouïe fut moins bonne d'un côté que de l'autre.

Il y a quinze jours environ, c'est-à-dire six semaines après le début, sa maîtresse lui a fait remarquer un matin qu'elle avait la figure bouffie, elle sentait elle-même les paupières un peu lourdes.

Dès le début, elle s'est aperçue qu'elle avait des envies fréquentes d'uriner et que la quantité d'urine rendue dans les vingt-quatre heures, était plus considérable qu'auparavant, elle était obligée de se lever ordinairement une ou deux fois pendant la nuit pour uriner. Pas de fourmillements dans les extrémités, pas de vomissements, pas d'épistaxis ni d'autres hémorrhagies, pas de troubles de la vue. Depuis un mois elle a été prise plusieurs fois, quelques instants après s'être couchée, de toux et d'oppression qui ne durent que quelques minutes.

Actuellement la malade se plaint toujours de polyurie et d'envies fréquentes d'uriner : ses urines sont très claires, mais il paraît qu'au début elles ont été très foncées, mais elles n'auraient jamais contenu de sang. Pas de céphalalgie, pas de dyspnée, rien aux poumons, pas d'hypertrophie cardiaque, léger souffle au premier temps et à la base. Œdème blafard des extrémités inférieures, peu accusé quand elle est couchée depuis quelque temps. Pas d'œdème de la face. Menstruation irrégulière (dysménorrhée).

Le 7 février. Les urines examinées ne contiennent pas la moindre trace d'albumine. On n'hésite pas cependant à porter le diagnostic de néphrite interstitielle d'autant plus qu'aux symptômes déjà signalés s'ajoute un bruit de galop très manifeste qu'on n'avait pas entendu la veille. La malade nous dit avoir eu hier, sans bourdonnements, des douleurs profondes dans l'oreille droite ; céphalalgie, vertiges, inappétence. On n'institue aucun traitement, pour pouvoir connaître le nombre des mictions et la quantité d'urine rendue et les comparer ensuite à ce qu'elles seront devenues sous l'influence de la médication.

Le 8. La malade a eu hier soir des sifflements d'oreille, des crampes d'estomac et quelques vertiges. Elle a rendu 1 litre d'urine assez foncée en 7 mictions.

Le 10. La malade qui a le teint très pâle et les muqueuses décolorées, nous dit avoir une grande faiblesse qui a augmenté depuis deux jours ainsi que les vertiges et les crampes d'estomac.

Prescriptions : régime lacté avec autorisation de manger un peu de pain et de viande rôtie. Julep avec 5 centigrammes de fuchsine. Dans la journée d'hier la malade a rendu 1 litre d'urine en 6 mictions.

Le 11. La malade a eu quelques coliques, cependant elle se trouve un peu mieux, pas de sifflements d'oreille ni de vertiges. La quantité d'urine a déjà augmenté : 1250 grammes en 6 mictions.

Le 12. Se plaint toujours de coliques qu'elle attribue à l'usage de la fuchsine ; elle continue à se trouver mieux, la quantité d'urine s'est élevée à 2 litres, le nombre des mictions restant le même.

Pas de vertiges ni de bourdonnements d'oreilles.

Le 13. Douleurs sourdes et profondes dans l'oreille droite, pas de sifflements, névralgie intercostale du côté gauche. L'œdème des extrémités inférieures a presqu'entièrement disparu et ne paraît pas augmenter d'une façon sensible quand elle se lève ; la quantité d'urine a encore augmenté, 2 litres 1/2 en 7 mictions.

Le 14. Céphalalgie, douleurs dans l'oreille gauche, douleurs lombaires.

A uriné 1 litres 75 cent. en 7 mictions.

Le 15. Douleurs dans l'oreille gauche, vomissements. 2 litres 1/2 d'urine, 7 mictions.

Le 16. Rien de nouveau ; 2 litres 1/2 d'urine, 7 mictions.

Le 17. Céphalalgie gravative, douleurs lancinantes dans le bras et la jambe gauches, pas de troubles auditifs. 3 litres d'urine, 7 mictions.

Le 18. Pas de troubles auditifs, céphalalgie très intense, douleurs dans les membres moins intenses que la veille. Urine : 2 litres 75 cent.

Le 19. A eu hier quelques sifflements dans l'oreille droite, céphalalgie intense ayant duré environ deux heures, dans l'après-midi. Urine : 2 litres 1/2.

Le 20. Rien de nouveau : 3 litres 75 cent. d'urine et 7 mictions.

Le 21. Le bruit de galop est aujourd'hui plus net que jamais. Urine : 3 litres, 6 mictions.

Le 22. Douleurs dans l'oreille droite. Urine : 3 litres 25, 7 mictions.

Le 23. Sifflements dans l'oreille gauche. 3 litres 1/2 d'urine, 8 mictions.

Le 24. Sifflements dans l'oreille gauche, quelques douleurs dans les membres, pas de céphalalgie depuis plusieurs jours. Urine : 2 litres, 5 mictions.

Le 25. Crampes d'estomac, pas de troubles auditifs.

Le 27. Quelques sifflements dans l'oreille gauche.

Le 1er mars. Sifflements dans l'oreille gauche, douleurs précordiales. Urine : 3 litres 25, 6 mictions. On prescrit 3 granules d'arséniate de fer de 1 milligramme chaque.

Le 2. Céphalalgie, douleurs névralgiques, pas de troubles auditifs. Urine : 3 litres 1/2, 6 mictions.

Le 3. Crampes d'estomac, crampes dans les jambes. Urine : 3 litres 1/2, 8 mictions.

Le 4. Bruit de galop toujours très manifeste, bruit de diable dans les vaisseaux du cou. Urine : 2 litres, 6 mictions.

Le 5. Rien de nouveau. Urine : 4 litres, 9 mictions. On supprime la fuchsine. On continue le régime mixte.

Le 6. Crampes dans les jambes, céphalalgie, pas de troubles auditifs. Urine : 3 litres 1/2, 7 mictions.

Le 7. Crampes dans les jambes, céphalalgie. Urine : 2 litres, 5 mictions.

Le 8. Rien de particulier. Urine : 3 litres 1/2, 8 mictions.

Le 9. Sifflements dans l'oreille gauche.

Le 10. 11 et 12. Rien de nouveau, pas de troubles auditifs.

Le 13. Céphalalgie. On prescrit 15 centigrammes de fuchsine.

Le 14. Palpitations de cœur.

Le 15. Crampes d'estomac, pas de troubles auditifs.

Le 16. Coliques très violentes, la malade nous dit qu'il lui semble qu'on lui donne des coups de couteau dans le ventre, crampes d'estomac, bourdonnements d'oreilles.

Le 17. Bourdonnements (la malade croit entendre dans son oreille droite le mouvement d'une montre). Palpitations.

Le 18. Palpitations, pas de troubles auditifs.

Le 19. Rien de particulier.

Le 20. Céphalalgie, crampes d'estomac.

Du 21 au 26. Céphalalgie et bourdonnements d'oreilles de temps en temps.

Du 26 mars au 4 avril. Pas de changement dans l'état de la malade, qui a de temps en temps des crampes d'estomac, de la céphalalgie et des bourdonnements d'oreilles.

Le 10. Suppression de la fuchsine, continuation du même régime.

Le 18. Elle est mise au régime alimentaire ordinaire et ne prend plus qu'un litre de lait tous les jours. L'œdème des membres inférieurs a complètement disparu depuis plusieurs jours.

Le 5 mai. La malade part pour le Vésinet dans un très bon état, n'ayant plus que très peu de douleurs (crampes d'estomac, céphalalgie); plus d'œdème et présentant une coloration rosée de la peau et des muqueuses contrastant avec la pâleur constatée à son entrée dans le service.

Les urines dans lesquelles on n'avait pas découvert d'albumine au début, ont été examinées à plusieurs reprises durant le cours du traitement et peu de temps avant sa sortie, on n'y a trouvé chaque fois, que des traces indosables de cette substance.

Résumé de l'observation.

Malade chez laquelle on aurait pu méconnaître l'existence du mal de Bright (néphrite interstitielle ?) et mettre tous les accidents sur le compte de la chloroanémie concomitante.

Le premier symptôme aurait été l'œdème des jambes qui aurait disparu assez rapidement et ne se serait montré de nouveau que 4 ans plus tard, en même temps qu'apparaissaient les autre signes :

Troubles auditifs, accès de toux avec oppression sans signes stéthoscopiques; crampes d'estomac, céphalalgies, douleurs dans les membres, névralgie intercostale; bruit de diable dans les vaisseaux du cou, souffle doux au premiers temps et à la base; bruit de galop. Pas d'hémorrhagies, pas de troubles oculaires.

Urines peu abondantes (1 litre) à son entrée, ayant augmenté rapidement de quantité (3 litres) par l'usage du lait, n'ont jamais contenu que des quantités très faibles (indosables) d'albumine.

Influence nulle de la fuchsine. bons effets du régime lacté et des préparations martiales (arséniate de fer.)

Obs. IV. — Néphrite parenchymateuse.

Malter Berthe, âgée de 30 ans, femme de chambre, entre à l'hôpital Tenon le 15 avril 1879, salle Magendie, 16.

Constitution faible, mais pas de maladie antérieure.

Il y a un an, a eu des douleurs lombaires et des crampes d'estomac qui ont duré environ un ou deux mois, pas d'œdème ni de polyurie.

Il y a deux mois environ, a été reprise de douleurs dans l'estomac et les reins, avec sensation très prononcée de faiblesse dans les jambes. Un mois après, œdème des jambes et des cuisses bientôt suivi d'œdème de la face. N'a pas remarqué de changement dans le nombre des mictions, ni dans la quantité ou la qualité des urines rendues. Pas d'épistaxis ni d'autres hémorrhagies.

A eu pendant quinze jours une toux assez fréquente. Sensation d'oppression plus prononcée le soir ou le matin, pas de signes stéthoscopiques. De temps en temps, céphalalgie, douleurs lancinantes dans les jambes et *fourmillements dans les mains*. Pas de troubles auditifs ni oculaires.

Les urines examinées le 23 avril, contiennent 9 grammes d'albumine par litre.

On prescrit 15 centigrammes de fuchsine et un régime mixte (lait et autres aliments).

Avant même d'avoir commencé l'usage de la fuchsine, la malade a vu ses œdèmes diminuer au point qu'il n'y en a presque plus de traces aujourd'hui.

Le 5 mai. La malade se trouve mieux, les crampes d'estomac et l'oppression ont beaucoup diminué. On supprime la fuchsine.

Le 20. Depuis plusieurs jours les urines ont pris une légère teinte rouge et les douleurs lombaires ont un peu augmenté.

Le 26. Les douleurs ont beaucoup diminué quoique les urines conservent à peu près leur couleur.

Le 29. Les douleurs vont toujours en diminuant, les urines ont la même coloration, la malade rend environ 1250 grammes d'urine dans les vingt-quatre heures. On prescrit 15 centigrammes de fuchsine.

Le 3 juin. La malade nous dit que les douleurs lombaires ont reparu depuis qu'elle prend de la fuchsine.

Le 5. On supprime la fuchsine.

Rien de particulier à signaler du 5 au 25.

Le 25. Elle se plaint de maux d'estomac, pas de vomissements, le régime lacté est toujours bien supporté.

Le 30. La malade quitte l'hôpital très-améliorée.

En résumé : Début peu précis paraissant remonter à un an. Symptômes de la maladie confirmée ne remontant qu'à deux mois.

Œdème des jambes, puis de la face, douleurs lombaires, oppression plus marquée le soir et le matin, toux fréquente, céphalalgie violente, douleurs lancinantes dans les jambes; quelques *fourmillements dans les mains*; pas de troubles auditifs ni oculaires, pas d'hémorrhagies, rien au cœur.

Le régime lacté partiel a amené la disparition des œdèmes en huit jours. La fuchsine essayée à plusieurs reprises n'a donné aucun résultat; loin d'avoir une action d'iurétique, la quantité des urines a diminué avec l'administration de la fuchsine et a augmenté après suppression du médicament.

Nous devons ajouter toutefois qu'une deuxième tentative faite trois semaines après la première, n'a pas eu le même résultat et n'a eu aucune influence sur la quantité des urines rendues. A ce moment, les douleurs lombaires qui avaient disparu, ont repris plus vives dès que l'on a administré la fuchsine.

Obs. V. — Néphrite interstitielle.

Laroze Marie, âgée de 52 ans, cuisinière, entre à l'hôpital Tenon le 16 mai 1879, salle Magendie, 9.

Pas de maladie antérieure. Il y a cinq ou six ans, a remarqué qu'elle urinait plus souvent et plus abondamment que d'habitude, elle se levait deux ou trois fois par nuit et nous dit qu'elle remplissait à peu près complètement un vase de dimensions ordinaires.

Dès ce moment elle a remarqué qu'elle avait assez fréquemment des maux de tête, surtout le soir, pas d'épistaxis, pas d'autres symptômes.

Il y a deux ans environ, elle a remarqué que sa figure était enflée ; le matin en s'éveillant, elle éprouvait de la difficulté à soulever ses paupières. Quelques jours après, elle a vu ses pieds s'enfler également ; à la même époque, elle a eu des crampes dans les jambes, pas de fourmillements dans les extrémités, épistaxis tous les deux ou trois jours, par l'une ou l'autre narine indifféremment, pas d'hématurie, quelques douleurs lombaires de temps en temps. Alors aussi elle a constaté un affaiblissement progressif des membres inférieurs, *bourdonnements d'oreille*, pas de névralgies, troubles de la vue ; elle dit ne voir les objets que d'une façon confuse, comme à travers un nuage.

Il y a dix-huit mois (novembre 1877), hémiplégie gauche ayant débuté assez rapidement, mais ayant progressé peu à peu pendant huit jours, au dire de la malade.

Actuellement, œdème de la face, œdème des membres inférieurs peu prononcé. Rien au cœur. Tousse depuis un mois, à l'auscultation on entend quelques râles de congestion et d'œdème pulmonaire. Quelquefois des vomissements mais rarement. La malade nous dit qu'elle mouche souvent de petits filets de sang. L'hémiplégie a à peu près disparu, mais il reste encore une grande faiblesse musculaire du côté gauche.

Les urines contiennent 6 gr. 30 d'albumine par litre.

Le 20 mai. On commence aujourd'hui l'usage de la fuchsine à dose de 15 centigrammes avec le régime alimentaire ordinaire.

Le 23. Vomissements depuis deux jours, vue très trouble, mouche quelques filets de sang.

Le 28. Les vomissements continuent, ils ont été très abondants hier ; la malade se plaint d'avoir la tête lourde et la vue très trouble.

Le 29. On examine de nouveau les urines et on constate que la quantité d'albumine n'a diminué que de 50 centigrammes par litre. On supprime la fuchsine et on met la malade au régime lacté absolu.

Le 31. Les vomissements ont cessé. La malade a de violentes coliques et de la diarrhée qu'elle attribue au régime lacté.

Le 6 juin. La malade a ressenti pendant la nuit de vives douleurs du côté gauche de la face ; le bras gauche, dit-elle, perd beaucoup de sa force. La vue continue à être trouble, le matin cependant elle est meilleure et elle peut distinguer les numéros des lits placés en face du sien.

Le 9. Les douleurs continuent à être très vives, surtout la nuit, dans le côté gauche de la face. La vue est moins trouble.

Le 11. Les urines contiennent 7 gr. 35 d'albumine par litre, c'est-à-dire 1 gramme de plus qu'à son entrée.

On prescrit 15 centigrammes de fuchsine et on continue le régime lacté.

Le 12. Les vomissements reparaissent.

Le 16. Les vomissements ayant persisté depuis la reprise de la fuchsine, on la supprime mais on continue le régime lacté.

Le 17. La malade se trouve mieux, elle n'a eu ni nausées ni vomissements, le lait est bien supporté.

Le 27. L'état général s'est beaucoup amélioré depuis quelques jours, l'œdème des jambes a disparu, les objets ne sont plus vus comme à travers un nuage et la malade lit parfaitement sur un journal.

Le 3 juillet. La malade est autorisée à joindre à son lait quelques aliments solides.

Le 7. Légère épistaxis pendant la nuit, l'état général reste bon.

Le 10. A part une sensation de lassitude générale, la malade se trouve bien, les troubles de la vue ont complètement disparu, l'examen du fond de l'œil ne révèle rien d'anormal.

Les mictions sont moins fréquentes, la quantité d'urine rendue varie toujours entre 1,750 et 2,000 grammes.

Résumé de l'observation.

Début paraissant remonter à cinq ans : polyurie, envies fréquentes d'uriner, céphalalgie.

Il y a deux ans : œdème de la face puis des malléoles, épistaxis fréquentes. A la même époque, douleurs lombaires, affaiblissement de la vue, *bourdonnements d'o-*

reille. Il y a dix-huit mois, hémiplégie gauche ayant laissé la force musculaire moins développée que dans le côté droit. Dyspnée avec râles nombreux; rien au cœur. Vomissements alimentaires assez fréquents. Etat des urines : 1 litre par jour, 7 à 8 mictions; 6 gr. 30 d'albumine par litre.

Le régime lacté seul a amené un peu d'amélioration; il a augmenté la quantité d'urine et diminué les œdèmes. La fuchsine, administrée seule pendant neuf jours, n'a donné que de mauvais résultats : elle n'a pas amélioré l'état général, elle n'a pas agi comme diurétique, et à deux reprises elle paraît n'avoir pas été indifférente à l'apparition des nausées et des vomissements.

Obs. VI. — Néphrite mixte.

Catecelle (Anne), âgée de 27 ans, fleuriste, entre à l'hôpital Tenon, le 2 mai 1879, salle Laennec, 6.

La malade nous dit avoir eu, il y a sept on huit ans, une bronchite et une pleurésie tuberculeuse? Elle est restée malade pendant deux ans et ne s'est jamais complètement rétablie; elle a toujours de l'oppression.

Nouvelle pleurésie il y a deux ans.

Depuis sa première maladie, elle nous dit avoir remarqué qu'elle urinait beaucoup et souvent, qu'elle se levait plusieurs fois pendant la nuit pour uriner. Ses urines n'auraient jamais contenu de sang. Depuis deux ou trois ans, elle a quelques troubles de la vue.

Il y a un an, épistaxis assez fréquentes qui ont cessé depuis quelque temps.

Dès le début de la maladie (sept ou huit ans), elle aurait eu de l'œdème des extrémités inférieures qui est très peu marqué aujourd'hui; il y a trois mois, œdème de la face que l'on peut très bien constater aujourd'hui, surtout aux paupières.

Depuis deux mois, elle a de temps en temps des *bourdonnements dans les deux oreilles*, sans que l'acuité de l'audition paraisse modifiée. A la même époque, elle a senti des palpitations de cœur qui persistent aujourd'hui, mais ne s'accompagnent d'aucun signe stéthoscopique.

La malade nous raconte d'elle même une sensation spéciale caractérisée par un *engourdissement dans les mains, puis elle voit un ou plusieurs doigts devenir pâles, exsangues, froids et immobiles.* Ce phénomène, qui apparait surtout quand elle veut prendre un objet, se reproduit plusieurs fois dans la journée et ne dure chaque fois que quelques secondes.

Douleurs lombaires très fréquentes existant depuis le début de la maladie; vomissements tous les deux ou trois jours environ.

6 mai. Vomissements très abondants hier et ce matin; céphalalgie.

Le 7. Envies de vomir mais pas de vomissements, oppression, toux et expectoration muqueuse, céphalalgie.

Le 8. Vomissements, toux fréquente, expectoration abondante; râles sibilants très nombreux disséminés dans les deux poumons. L'œdème de la face paraît plus marqué aujourd'hui.

Le 9. Vomissements, vue trouble, somnolence et vertiges depuis le veille; l'oppression et la toux continuent. Craignant que la malade ne soit menacée d'une attaque d'urémie à forme comateuse, nous prenons sa température qui est normale.

Le 10. Les vomissements, les vertiges, la céphalalgie et les troubles de la vision persistent. On supprime la fuchsine qu'elle prenait depuis la 4 à la dose de 15 centigr. On prescrit le régime lacté.

Le 11. La malade souffre beaucoup des reins, mais les vomissements ont cessé.

Le 12. La céphalalgie est moins intense; l'œdème de la face a presque complètement disparu ce matin.

Le 13. Pas de vomissements; les douleurs lombaires continuent.

Le 14. Les vomissements n'ont pas reparu, la céphalalgie et les vertiges sont moins prononcés, la vue moins trouble.

Le 15. L'amélioration continue; plus de crampes dans les membres, mais deux ou trois fois par jour des fourmillements à l'extrémité des doigts avec sensation de *doigt mort*. L'oppression, quoique moins forte, est encore assez prononcée, surtout le soir.

Le 19. La céphalalgie et les crampes dans les membres ont reparu depuis deux jours.

Le 20. La malade a eu hier soir un accès d'oppression tellement fort, qu'elle croyait qu'elle allait étouffer, la crise une fois passée elle a conservé de la dyspnée pendant toute la nuit; c'est la troisième fois, nous dit-elle, qu'elle a un accès d'oppression aussi fort.

Le 26. Depuis trois jours la quantité d'urine a diminué; de 1,800 gr. ou 2,000 gr. (en moyenne), elle est tombée à 1,250 gr., puis à 1,000 gr. et aujourd'hui à 950 gr. Le nombre des mictions a baissé parallèlement et est descendu de 8 à 4, puis à 3.

La malade se plaint d'avoir des crampes dans les membres et des douleurs névralgiques intercostales. Epistaxis le 22 et le 24.

La malade nous dit que ces épistaxis ont reparu depuis quinze jours environ et se sont produites 4 ou 5 fois.

On prescrit 2 gr. de bromure de potassium.

Le 28. Les crampes continuent; diarrhée depuis deux jours avec inappétence et envies de vomir, mais sans vomissements.

Le 29. Légère épistaxis par la narine droite. Depuis quelques jours, tremblements dans les membres, surtout dans les bras.

La malade ne nous avait pas encore signalé l'existence de ce symptôme qui s'était manifesté dès le début, mais à un degré bien moins prononcé.

3 juin. Le tremblement continue dans les membres supérieurs, mais moins intense (elle prend toujours 2 gr. de bromure de potassium); vue très trouble.

Le 7. Epistaxis assez abondante par les deux narines.

Le 9. La malade a un coryza intense qui l'incommode beaucoup; céphalée, bourdonnements d'oreille et fourmillements des doigts. On prescrit 20 gr. d'eau-de-vie allemande.

Le 11. La vue est toujours trouble; l'œdème des paupières est considérable, surtout du côté droit, la céphalée est intense, les tremblements des mains continuent.

Le 12. L'œdème a un peu diminué, l'état général est meilleur.

Le 13. L'œdème des paupières a presque complètement disparu. La céphalalgie persiste et s'accuse spécialement dans les régions frontale et temporale.

Le 20. Des affaires personnelles obligent la malade à quitter l'hôpital.

Le 29. La malade rentre et se plaint de douleurs dans l'épaule gauche. Pendant son absence elle a continué le régime lacté, mais non sans y joindre quelques aliments solides. L'œdème de la face a disparu.

Le 3 juillet. La malade se trouve bien; elle est autorisée à manger un degré qu'elle supporte du reste fort bien, les mictions sont moins fréquantes et la quantité d'urine reste à peu près la même.

Le 7. Elle demande à quitter de nouveau le service: elle a encore un peu d'œdème de la face et des accès d'oppression avec quelques râles dans les deux poumons.

Nous avons appris que, peu après sa sortie de l'hôpital, cette malade avait succombé assez rapidement.

Résumé de l'observation.

Il y a sept ans, bronchite avec pleurésie; guérison

incomplète; il reste de l'oppression et un peu d'œdème des extrémités inférieures.

Il y a deux ans, nouvelle pleurésie.

Depuis la première maladie (qui n'était probablement qu'une atteinte thoracique du mal de Bright), la malade a remarqué qu'elle urinait beaucoup et souvent; elle se levait plusieurs fois par nuit, sollicitée par les besoins d'uriner. A son entrée : 1,800 gr. d'urine rendue dans les 24 heures; 8 mictions; 12 gr. d'albumine par litre.

Œdème de la face et des extrémités, épistaxis. — *Bourdonnements d'oreille* sans surdité; palpitations cardiaques sans bruits anormaux. *Sensation très nette de fourmillements avec phénomène du doigt mort.* — Vomissements, diarrhée, céphalalgie, toux fréquente, violents accès d'oppression surtout la nuit, râles sibilants et sous-crépitants dans les deux côtés de la poitrine. — *Crampes dans les membres* et tremblements surtout marqués dans les bras. Mauvais effets de la fuchsine qui semble avoir augmenté les vomissements sans améliorer l'état général; les urines ont diminué de quantité tant que la malade a fait usage de ce médicament.

Améliorations passagères avec le régime lacté.

Obs. VII. — Néphrite mixte.

Dargent (Zélie), âgée de 32 ans, domestique, entrée à l'hôpital Tenon, le 2 avril 1879, salle Laennec, n° 14.

Pas de maladie antérieure.

Il y a trois ans, aurait eu à peu près en même temps des douleurs lombaires, de la toux et de fréquentes envies d'uriner. Accès d'oppression plus marqués au commencement de la nuit, avec expectoration muqueuse, filante à la fin de la crise. A la même époque, bourdonnements *d'oreille* très forts des deux côtés; *demi-surdité* à gauche.

Il y a deux ans, un an après le début, crampes très violentes dans les membres, ayant débuté par les jambes, *fourmillements dans les extrémités, phénomène du doigt mort.* C'est surtout au petit doigt de l'une ou l'autre main que se manifeste ce phénomène caractérisé par un refroidissement, une insensibilité et des crampes; tout cela dure quelques minutes. Epistaxis fréquentes, mais peu abondantes.

Il y a trois semaines, l'œdème s'est montré pour la première fois aux malléoles, a gagné la jambe et même la cuisse, où on peut en constate l'existence actuellement.

Depuis quelques jours, à cet œdème des extrémités s'est joint un œdème de la face, surtout marqué aux paupières.

Dyspnée très grande, toux et expectoration muqueuse. Crampes dans les membres, bourdonnements d'oreille, demi-surdité à gauche. La malade répond mal et lentement aux questions qu'on lui adresse; son regard est fixe, son air hébété. M. Dieulafoy redoute une complication cérébrale (œdème ou hydrocéphalie).

A l'auscultation, on trouve des râles sibilants et sous-crépitants disséminés dans toute l'étendue des deux poumons.

5 avril. La malade a été très oppressée et a beaucoup toussé surtout pendant la nuit. Elle n'a eu qu'une seule miction et n'a rendu que 125 grammes d'urine, dans laquelle on trouve une quantité d'albumine, qui représente 26 grammes par litre.

On prescrit le régime lacté exclusif et une potion avec 15 centigrammes de fuchsine.

Le 7. La malade se trouve mieux; elle a un peu moins d'oppression. Du 5 au 6, *pas de mictions*; du 6 au 7, 3 mictions, 800 grammes d'urine.

Le 8. L'amélioration continue; l'oppression est moins forte, la toux moins fréquente et l'expectoration moins abondante. Elle a eu 6 mictions et a rendu 1,800 grammes d'urine.

Le 9. L'œdème a considérablement diminué aux membres supérieurs et inférieurs, la malade se trouve beaucoup mieux. Urine : 1,500 grammes, 4 mictions. Elle répond mieux aux questions qu'on lui adresse.

Le 28. L'amélioration s'est beaucoup accentuée; il n'y a plus d'œdème, ni aux membres inférieurs, ni à la face; plus de bourdonnements d'oreilles, ni de demi-surdité à gauche. Toux bien moins fréquente, expectoration moins abondante, dyspnée moins intense.

La quantité d'urine est montée à 3 litres pendant les vingt-quatre heures, chiffre où elle se maintient sans grandes variations depuis dix ou douze jours. Le nombre des mictions varie de 5 à 6.

Le 10. Sous l'influence d'une diarrhée abondante survenue sans cause connue, la quantité d'urine est tombée à 500 grammes et il n'y a eu qu'une seule miction dans les vingt-quatre heures. Les urines, examinées le 24, ne contiennent plus que 9 grammes d'albumine ; on supprime la fuchsine après cet examen.

Le 5 mai. Pas de changement dans l'état de la malade qui continue à être assez satisfaisant. On prescrit de nouveau 15 centigrammes de fuchsine.

Le 21. La malade continue à se trouver bien ; les urines examinées ne contiennent que 3 grammes d'albumine. On supprime la fuchsine.

Le 28. Toux un peu plus fréquente depuis quelques jours. Râles de bronchite et d'œdème pulmonaire.

Le 29. La toux persiste ; la malade est très oppressée.

Le 3 juin. La dyspnée est toujours aussi accusée. On reprend l'usage de la fuchsine à dose de 15 centigrammes.

Le 4. L'oppression est considérablement diminuée.

Le 12. L'oppression reparaît ; la toux est fréquente surtout pendant la journée.

Le 13. On supprime la fuchsine et le dosage de l'albumine donne 2,40 centigrammes par litre, c'est-à-dire 60 centigrammes de moins que le 21 mai.

Le 23 juin. La malade est toujours oppressée, surtout pendant la nuit.

Le 25. La dyspnée persiste ; on entend à l'auscultation des râles crépitants et sous-crépitants disséminés dans les deux poumons.

Le 29. L'oppression continue : nausées et vomissements.

A partir du mois de juillet, l'état de la malade reste à peu près stationnaire. La quantité d'urine rendue dans les vingt-quatre heures varie entre 2 et 3 litres et le nombre des mictions oscille entre 6 et 8.

L'état général est bon ; le symptôme qui persiste avec le plus de ténacité et domine toujours la scène, est l'oppression tantôt peu marquée, tantôt plus violente et nullement en rapport avec les signes stéthoscopiques.

Résumé de l'observation.

Début datant de trois ans par des douleurs lombaires, de la toux et de violents accès d'oppression plus marqués pendant la première partie de la nuit. Fréquentes envies d'uriner. *Bourdonnements dans les deux oreilles, demi-surdité du côté gauche.*

Il y a deux ans, crampes douloureuses dans les membres inférieurs, *fourmillements dans les mains*, *phénomène du doigt mort*. Epistaxis légères mais fréquentes.

Il y a trois semaines, œdème des malléoles bientôt étendu aux jambes et aux cuisses.

A son entrée, aux symptômes précédents viennent se joindre : l'œdème de la face; une dyspnée intense (35 inspirations par minute) avec râles sibilants et sous-crépitants des deux côtés. Regard fixe, air hébété, lenteur dans les réponses.

Etat de l'urine : en vingt-quatre heures, une seule miction, 125 gr. d'urine; la quantité d'albumine équivaut à 26 gr. par litre.

Devant un état aussi grave, le chef de service n'ose pas expérimenter la fuchsine seule, et il prescrit le régime lacté absolu en même temps qu'une potion avec 15 centigr. de fuchsine. Nous ne pouvons donc pas, d'une façon absolue, rapporter à l'un ou à l'autre de ces agents l'amélioration rapide qui s'est produite chez cette malade.

Si toutefois on observe que l'amélioration s'est maintenue après la suppression de la fuchsine; que l'administration de ce médicament, à trois reprises différentes, n'a modifié en rien les symptômes thoraciques, pas plus que le nombre des mictions et la quantité d'urine rendue, on sera bien tenté d'admettre que, comme dans les observations précédentes, c'est surtout au régime lacté qu'il faut attribuer les bons résultats obtenus.

Obs. VIII. — Néphrite parenchymateuse.

Bouton (Véronique), âgée de 42 ans, femme de ménage, entre à l'hôpital Tenon, le 3 janvier 1879, salle Sainte-Marguerite, 3.

Bonne santé antérieure, début il y a quinze mois, par des douleurs de reins bientôt accompagnées d'œdème des extrémités inférieures. A la même époque, elle avait des envies fréquentes d'uriner et était obligée de se lever plusieurs fois pendant la nuit; les urines étaient parfois colorées en rouge, parfois claires et mousseuses. Jamais d'épistaxis ni d'autres hémorrhagies.

Entre à l'hôpital Temporaire (Laënnec) il y a cinq ou six mois et en sort bientôt après, améliorée mais non guérie.

Il y a trois mois l'œdème, qui n'occupait d'abord que les jambes, a gagné les cuisses et s'est montré en même temps aux paupières, ce qui n'avait pas eu lieu au début. La vue est affaiblie des deux côtés. Pas de palpitations cardiaques ni de bruits anormaux. Il y a trois semaines, névralgie faciale.

Voici ce qu'on constate à son entrée dans le service : plus de douleurs lombaires, plus de crampes ni de frissons, ni de névralgies, pas de troubles auditifs, pas d'hémorrhagies.

Œdème considérable des membres inférieurs ; cet œdème a pris depuis quelques jours une teinte rosée; œdème des parois abdominales et thoraciques, un peu de bouffissure de la face. Pas d'hydrothorax, ni d'hydropéricarde. Urines claires, mousseuses, très albumineuses; 10 gr. 88 centigr. d'albumine par litre. *Fourmillements dans les doigts.*

Prescriptions : régime lacté intégral, potion avec 40 centigr. d'acide gallique, chlorure de sodium 4 gr.

Le 13 janvier. La malade se trouve beaucoup mieux; l'œdème a presque entièrement disparu aux membres inférieurs. Elle prend 4 litres de lait par jour.

Le 16. L'amélioration continue, la malade se plaint seulement d'avoir les jambes très faibles.

Depuis trois jours la quantité d'urine rendue dans les vingt-quatre heures est de 3 litres environ.

Le 20. Examen de l'urine qui ne contient plus que 3,55 centigr. d'albumine par litre. On suspend l'acide gallique et le chlorure de sodium; on prescrit 15 centigr. de fuchsine et on continue le régime lacté.

Le 25. La malade continue à se bien trouver, mais elle se plaint que la fuchsine lui donne des envies de vomir, malgré cela on en continue l'usage.

Le 3 février. On examine les urines et on n'y trouve plus trace d'albumine. On suspend la fuchsine et on prescrit un degré d aliments à joindre au lait qu'elle prendra encore.

Le 4. Pas de changement; la malade a très bon appétit et a pris outre un degré d'aliments, ses 4 litres de lait comme auparavant.

Le 10. On examine de nouveau les urines qui contiennent des traces d'albumine, mais en trop faibles proportions pour pouvoir être dosée. La malade continue à se trouver bien.

Le 13. Après dix jours de suspension du traitement, l'urine contient 8 centigr. d'albumine. On prescrit de nouveau le *régime lacté absolu sans médicament.*

Le 27. Les urines ne contiennent plus que des *traces indosables d'albumine.*

On permet à la malade de manger toute espèce d'aliments et on lui fait prendre 10 centigr. de fuchsine.

On suspend et on reprend alternativement l'usage de la fuchsine, tous les huit jours, pendant le mois de mars. La malade mange toute sorte d'aliments, tout en prenant 2 litres de lait par jour. Elle continue à se trouver bien. Les urines examinées le 7 avril contiennent 3 *gr. d'albumine* par litre.

Le 3 mai, la malade demande à sortir; elle se trouve bien, n'a plus ni douleurs lombaires, ni fourmillements dans les doigts, ni douleurs névralgiques. L'œdème a complètement disparu; la malade peut se lever et marcher une grande partie de la journée sans qu'il en reparaisse la moindre trace.

La malade rentre à l'hôpital le 13 novembre 1879. Elle nous apprend qu'elle s'est assez bien portée jusqu'à il y a six semaines. Trois semaines avant son entrée, elle a commencé, dit-elle, à enfler de partout, huit jours après elle a été prise d'oppression très grande avec accès de dyspnée, surtout le soir, et sensation de constriction thoracique violente.

Il y a huit jours, a été prise de crampes d'estomac et de vomissements qui ont persisté pendant quatre jours et de diarrhée qui dure encore; crampes dans les jambes.

Le 14 novembre. On prescrit 15 gr. d'eau-de-vie allemande et 30 ventouses sèches sur la poitrine.

Depuis son entrée, la malade ne cesse de se plaindre d'une dyspnée toujours croissante, sans point de côté ni signe stéthoscopique.

L'œdème est très prononcé surtout aux membres inférieurs. Elle n'appelle nullement l'attention du côté de son ventre.

Le 20. M. Dieulafoy la trouvant plus oppressée, l'ausculte et trouve de la matité au tiers inférieur du côté droit de la poitrine, de la submatité au tiers moyen avec souffle à l'expiration. On diagnostique un épanchement pleurétique. On fait trois ponctions successives avec l'aiguille n° 2 de l'aspirateur, mais elles ne donnent issue à aucun liquide.

Le lendemain, la malade est moins oppressée, on examine son ventre qui est très volumineux mais *nullement douloureux* et dont elle ne s'est jamais plainte; on trouve tous les signes d'une ascite et on fait une ponction qui donne issue à 3 litres de pus.

Après cette évacuation, la malade se sent un peu soulagée, mais elle succombe deux jours après sans avoir présenté aucun signe stéthoscopique nouveau.

Autopsie. — A l'ouverture de l'abdomen il s'écoule une assez grande quantité de pus; l'épiploon est très épais mais ne contient en aucun point de masses tuberculeuses; les anses intestinales sont agglutinées entre elles et en certains points il est impossible de les dérouler sans amener de déchirure; la séreuse est rouge et, en certains points, recouverte de fausses membranes, surtout au niveau de la face supérieure du foie; là se trouve un foyer considérable tapissé par des fausses membranes blanches, tomenteuses, très épaisses; ce foyer communique à travers le diaphragme avec un foyer analogue situé dans le cul-de-sac inférieur de la plèvre droite. Au-dessous de la séreuse, le tissu hépatique est jaune et friable dans toute l'étendue d'une couche de 1 millim. d'épaisseur environ; partout ailleurs, au delà de cette zone, le tissu du foie paraît complètement sain.

Le foyer pleural est tapissé également par des fausses membranes très épaisses, on n'y trouve qu'un peu de pus concret, la partie liquide s'étant accumulée dans l'abdomen grâce à la perforation du diaphragme, ce qui explique l'insuccès des ponctions pratiquées pendant la vie; tout le lobe inférieur du poumon droit est couvert de fausses membranes qui s'étendent jusque dans la scissure interlobaire. Le tissu même du poumon ne présente ni à gauche ni à droite aucune altération appréciable, il est souple et élastique et en aucun point on ne trouve de granulations tuberculeuses.

Le cœur est flasque, sans hypertrophie ni dilatation; les valvules sont saines.

Les reins sont volumineux, pâles, anémiés, lisses, la capsule s'en détache avec facilité, ils ne présentent point de saillies ni de kystes. Sur des coupes, on voit une tuméfaction considérable de la substance corticale, tandis que la substance médullaire ne présente aucune altération appréciable. En un mot, ils offrent l'aspect du gros rein blanc.

Résumé de l'observation.

Début il y a quinze mois par des douleurs lombaires. Apparition successive des symptômes suivants :

Œdème des membres inférieurs. Envies fréquentes d'uriner; urines tantôt rouges, tantôt claires et mousseuses. Affaiblissement de la vue des deux côtés : *crampes et fourmillements dans les doigts*. A son entrée, œdèmes généralisés (anasarque), pas d'hydropisies viscérales. Rien au cœur. Urines peu abondantes, foncées, contenant 10 gr. 80 centigr. d'albumine par litre.

Régime lacté; julep avec 40 centigrammes d'acide gallique et 4 grammes de chlorure de sodium.

En dix jours, disparition des œdèmes, diminution rapide de la quantité d'albumine qui tombe à 3 gr. par litre après dix-huit jours de traitement.

On supprime alors l'acide gallique et on donne 15 *centigrammes de fuchsine*; *mais on continue le régime lacté :* la fuchsine provoque des nausées. Dix jours après, *les urines ne contiennent plus d'albumine. On suspend la fuchsine* et on prescrit un *régime alimentaire mixte*; dix jours après l'urine contient 8 *centigrammes d'albumine* par litre. *On suspend alors la fuchsine* et on prescrit de nouveau le *régime lacté absolu*. Quinze jours après il n'y a plus dans l'urine que des *traces indosables* d'albumine.

Pendant un mois la malade est mise au régime alimentaire ordinaire. Tous les huit jours, suspension et reprise alternatives de la fuchsine à dose de 10 centigrammes. Au bout de ce temps, les urines contiennent 3 grammes d'albumine.

Cette série d'expériences montre que l'influence favorable exercée sur le symptôme albuminurie ne doit pas être rapportée à la fuchsine, mais plutôt au régime lacté. En effet, lorsque l'albumine a diminué pendant l'administration de la fuchsine, c'est que la malade était en même temps soumise au régime lacté.

Les observations que nous venons de rapporter ne nous ont rien appris au point de vue de l'étiologie de la maladie de Bright, mais nous allons essayer d'en dégager quelques enseignements au point de vue des symptômes du diagnostic, du pronostic et du traitement.

SECONDE PARTIE

CHAPITRE Ier.

SYMPTÔMES.

Nous allons passer successivement en revue les principaux symptômes observés chez nos malades, nous réservant d'appeler plus particulièrement l'attention sur ceux qui nous ont paru plus intéressants ou moins connus.

I. — *Hydropisie.*

L'hydropisie est un des symptômes les plus importants du mal de Bright, tant par sa fréquence que par les caractères particuliers qu'elle revêt dans cette affection. Notre intention n'est pas d'insister ici sur ces particularités, pas plus que sur les diverses théories émises pour expliquer le phénomène dont la pathogénie laisse encore à désirer malgré les travaux qui ont paru sur cette question.

Restant sur le terrain clinique, nous indiquerons simplement de quelle manière s'est manifesté ce symptôme chez les malades soumis à notre observation (1).

(1) Nous sommes déjà loin du temps où l'on prétendait expliquer toutes les hydropisies, soit par la théorie mécanique, soit par la théorie

Dans l'observation I, l'œdème des membres inférieurs paraît avoir été le premier symptôme; plus tard, œdème des membres supérieurs disparaissant de temps en temps pour reparaître ensuite. N'aurait jamais eu d'œdème de la face.

Dans l'observation II, l'œdème paraît encore avoir été le premier symptôme, débutant par la face et s'étendant rapidement aux membres inférieurs pour se généraliser ensuite. Apparition et disparition successive de ces œdèmes.

Dans l'observation III, la malade aurait eu un œdème fugace des membres inférieurs qui aurait précédé de quatre ans l'apparition des autres symptômes. Cet œdème remarquable par sa mobilité est toujours resté limité aux membres inférieurs.

Dans l'observation IV, l'œdème ne s'est montré qu'un mois après l'apparition des autres symptômes; il a commencé par les jambes, a gagné rapidement les cuisses et,

chimique; on a reconnu la nécessité de faire intervenir un troisième facteur, l'influence nerveuse, dont le mode d'action n'est pas encore complètement élucidé, mais qui ne paraît pas douteuse et semble seule pouvoir expliquer certains faits particuliers : tels les deux cas d'hémianasarque observés par M. le professeur Potain à la suite de contusions rénales; telles encore les localisations de l'œdème à des sièges insolites. Ainsi Rosenstein (Traité pratique des maladies des reins, traduction de MM. Bothentuit et Labadie-Lagrave, Paris, 1876, p. 155) cite un cas où le prépuce était le siège exclusif de l'infiltration. Il rappelle aussi que Fenger a vu un autre cas où le gonflement, pendant toute la maladie, resta localisé au cordon spermatique, de sorte qu'au moment de l'entrée du malade à l'hopital, on crut avoir affaire à une hernie inguinale. Enfin, M. Rendu (Th. d'agrégation. Paris, 1878, p. 123) rappelle deux faits, l'un de M. Huchard, l'autre de M. Gouguenheim, dans chacun desquels les grandes lèvres, chez une femme, étaient l'unique point du corps qui fût tuméfié.

bientôt après, la face. Disparition rapide de cet œdème sous l'influence du repos et du régime lacté.

Dans l'observation V, l'œdème a débuté par la face, mais ne s'est montré que deux ou trois ans après les premiers symptômes de la maladie. Bientôt après, œdème des jambes qui disparaît rapidement pendant son séjour à l'hôpital, tandis que l'œdème de la face persiste.

Dans l'observation VI, il y a dès le début œdème des extrémités inférieures; plusieurs années après, œdème de la face, qui paraît et disparaît à plusieurs reprises.

Dans l'observation VII, œdème des jambes trois ans après le début de la maladie; bientôt après œdème des cuisses, puis de la face; le tout disparaît après trois semaines de traitement.

Dans l'observation VIII, l'œdème des extrémités inférieures a suivi de très près l'apparition des douleurs lombaires qui paraissent avoir manqué le début de la maladie. Quelque temps après, œdème de la face, puis œdème généralisé (anasarque). Dix jours de traitement ont suffi pour diminuer notablement l'œdème des membres inférieurs, et à la sortie il n'en existait plus en aucun point du corps.

En somme, l'œdème n'a fait défaut dans aucune de nos observations. Une fois seulement il a été très étendu et a mérité réellement le nom d'anasarque (obs. VIII, néphrite parenchymateuse). Cinq fois sur huit l'œdème a ouvert la scène ; dans un cas il aurait même précédé de quatre ans l'apparition des autres symptômes.

Au point de vue du siège, dans les huit cas il y a eu œdème des membres inférieurs, et dans six cas seulement œdème de la face.

Quant au mode de début, six fois l'hydropisie aurait commencé par les membres inférieurs et deux fois par la face. Or, dans les six premiers cas, nous trouvons trois néphrites parenchymateuses, deux néphrites mixtes et une interstitielle ; tandis que les deux derniers (ceux où l'œdème a commencé par la face), appartiennent à la néphrite interstitielle.

Il y a là quelque chose qui s'écarte un peu de la règle générale, puisque d'ordinaire l'infiltration des téguments débute par les paupières dans les cas de néphrite épithéliale ; tandis que, dans la néphrite interstitielle, c'est de préférence aux membres inférieurs, vers la région malléollaire, qu'est circonscrite la bouffissure.

Notre intention n'est pas de tirer de ces faits particuliers des conclusions contre l'exactitude de la règle généralement admise ; nous voulons simplement montrer, en les signalant, que les exceptions ne sont pas rares et qu'il est bon d'en tenir compte dans les cas où on serait tenté d'attribuer une trop grande importance au siège primitif de l'œdème pour le diagnostic de la forme du mal de Bright.

Nous verrons d'ailleurs que les mêmes exceptions se rencontrent à propos des autres symptômes que nous aurons à passer en revue, et qu'il est bien rare, en clinique, de rencontrer des types de néphrite interstitielle ou parenchymateuse aussi nets et aussi tranchés que ceux qui ont servi de base aux descriptions données par quelques auteurs.

Dans aucune de nos observations nous n'avons constaté d'hydropisies viscérales, telles que hydrothorax, ascite, hydropéricarde ; trois fois seulement (obs. I, V et VII) nous avons eu un peu d'œdème pulmonaire dont l'étendue, révélée par les signes stéthoscopiques, n'a jamais été en rapport avec l'intensité des troubles respiratoires.

Nous n'insisterons pas sur la mobilité extrême de ces œdèmes que nous avons constatée dans la plupart de nos observations et qui est de règle dans la maladie de Bright.

II. — *Hémorrhagie.*

A côté des hydropisies, nous pouvons ranger les hémorrhagies, autre symptôme très important de la maladie de Bright, ou du moins de la néphrite interstitielle, car, au dire de tous les auteurs, elles n'existent qu'à titre d'exceptions dans le cours de la néphrite parenchymateuse.

Pour ce symptôme, nos observations ne s'écartent guère des faits généralement admis. Sur huit observations, nous trouvons cinq fois des hémorrhagies diverses dont une seule appartient à une néphrite épithéliale ; les quatre autres se partagent également entre la forme interstitielle et la forme mixte.

L'épistaxis que les auteurs signalent comme la plus fréquente de ces hémorrhagies est aussi celle que avons observée le plus souvent ; elle s'est manifestée dans cinq cas, tandis que les hémoptysies n'ont paru que deux fois et l'hémorrhagie cérébrale une fois.

Enfin, dans un cas, ces hémorrhagies se sont manifestées sous forme d'otorrhagies qui se produisaient presque tous les jours et ont persisté pendant plusieurs mois ; il est vrai que notre malade avait un polype de l'oreille et que dès lors on pourrait contester l'importance de l'otorrhagie comme symptôme du mal de Bright. Cependant,

M. le Dr Lœwemberg, qui a bien voulu examiner la malade sur la demande de M. Dieulafoy, nous a dit que la présence du polype ne pouvait suffire à expliquer ni la fréquence des hémorrhagies, ni leur régularité et leur abondance. D'ailleurs la malade, qui a toujours conservé son polype, a vu à un moment ses otorrhagies disparaître et, lorsque nous l'avons vue pour la dernière fois, elles ne s'étaient plus montrées *depuis cinq mois*, ce qui s'accorderait assez bien avec la mobilité habituelle des symptômes de la néphrite interstitielle. Mais nous nous contentons de signaler le fait, sans vouloir y attacher plus d'importance qu'il ne saurait en avoir.

Cette malade nous offre encore un exemple remarquable d'hémorrhagies précoces constituant pendant longtemps le seul symptôme appréciable de la maladie de Bright : Depuis plusieurs années elle était sujette à des épistaxis assez fréquentes ; et six ou huit ans avant le début présumé de sa maladie, elle aurait eu une hémoptysie survenue sans cause appréciable et ne s'accompagnant d'aucune autre manifestation morbide.

Notre excellent maître M. le Dr Dieulafoy a récemment appelé l'attention sur certaines formes frustes du mal de Bright qui ne se révèlent pendant longtemps que par un seul symptôme, l'*hémoptysie*. Après avoir rapporté deux observations très remarquables à cet égard, M. Dieulafoy jette un coup d'œil rapide sur les différentes hémorrhagies survenant dans le cours des néphrites chroniques ; puis il ajoute : « Ces différentes hémorrhagies apparaissent généralement dans le cours de la néphrite interstitielle, elles se montrent à une époque plus ou moins avancée de la maladie : c'est un fait tellement connu qu'il me paraît inutile d'y insister. Mais ce qui est moins connu, ce qui est plus rare, c'est que ces hémorrhagies peuvent marquer le début de la néphrite, elles en sont parfois le premier et le seul symptôme, si bien que pendant longtemps la néphrite est à l'état fruste et représentée seulement par le symptôme hémorrhagie. »

Un peu plus loin, après avoir discuté l'importance des hémorrhagies et leur pathogénie, il conclut en disant :

« Ce qu'il faut savoir et ce qu'il faut retenir au point de vue clinique, c'est qu'il est des hémorrhagies, entre autres les hémorrhagies pulmonaires, qui sont relativement fréquentes dans le cours du mal de Bright ; dans quelques cas même les hémoptysies peuvent apparaître comme un symptôme isolé, donner le change pour une hémorrhagie supplémentaire ou faire soupçonner une tuberculose qui n'existe pas, alors qu'il s'agit d'une néphrite chronique en voie d'évolution. » (Dieulafoy, Gaz. hebdomad., 1879, n° 5.)

III. — *Troubles respiratoires.*

Ce chapitre très important de l'histoire des néphrites chroniques a été récemment l'objet d'un travail fort intéressant de la part de M. le professeur Lasègue (*Bronchites albuminuriques*, in *Archives de médecine*, 1879). Nous allons d'abord reproduire les principaux traits de cette étude, après quoi nous essaierons de rapprocher autant que possible les faits observés par nous des types décrits par le savant clinicien.

« 1° La première forme, la plus simple et la plus commune, est celle à laquelle on a donné à tort le nom d'œdème pulmonaire, en tenant compte de l'auscultation plus que de l'évolution de la maladie. »

Après avoir décrit les signes stéthoscopiques très peu accusés et difficiles à percevoir, M. Lasègue ajoute :

« L'expectoration est nulle ou insignifiante, les malades ne se plaignent pas de la toux ; en revanche ils accusent une dypsnée intolérable. La gêne de la respiration est plutôt, on me passera ce mot qui fera comprendre sa modalité, cardiaque que pulmonaire. Elle s'exagère par accès spontanés et ne s'accroît pas par le mouvement. Plus commune la nuit que le jour, elle rend le séjour au lit et la position horizontale intolérables.

Le malade est anxieux, agité, angoissé, sans signes d'asphyxie, il se plaint d'une sorte de compression thoracique impossible à décrire. Ceux qui ont assisté à ces crises solennelles ne sauraient mieux les comparer qu'aux attaques pseudo-asthmatiques des individus affectés d'insuffisance sigmoïde. Chez les uns comme chez les autres la crise est surtout nocturne, elle dure des heures avec des rémissions, laissant à sa suite une respiration à peu près libre.

2° La deuxième forme répond à un degré plus avancé de la lésion. Elle n'éveille pas l'idée d'un œdème, mais celle d'une bronchite, d'une pneumomie superficielle ou d'une pleurésie ; en réalité, elle ne rentre dans la définition d'aucune de ces maladies.

La bronchite se déclare subitement et se montre du premier coup avec l'intensité qu'elle conservera, à peu de chose près, pendant la durée.

La dyspnée a à peu près le même caractère que dans la forme précédente.

A l'auscultation, on constate l'existence de foyers disséminés où on entend des râles crépitants fins au début, puis plus humides.

La toux constante, à quintes éloignées, s'exagère durant les crises d'oppression. Elle provoque l'expulsion de crachats tantôt muqueux, tantôt muco-purulents, aérés, de médiocre abondance. Ces crachats, et c'est là leur caractère distinctif, sont mélangés de sang diffus et les colorant en masse, déposé sous forme de filaments ou de grumeaux noirâtres.

Cette forme, sans être absolument fixe, est moins mobile topograhiquement que la précédente. L'étendue de la lésion ne donne à aucun moment la mesure de la dyspnée.

3° La troisième forme doit comprendre les cas où la bronchite s'élève aux proportions dela broncho-pneunomie. Il est presque de règle qu'une bronchite généralisée et de type commun précède la broncho-pneunomie qui va se localiser dans un des foyers de râles crépitants.

La bronchite prodromique n'est que transitoire; elle disparaît complètement ou se répète à diverses reprises, semblant chaque fois l'indice d'une nouvelle poussée inflammatoire.

L'oppression devient plus continue quoiqu'elle redouble par accès, la toux est plus fréquente, plus conforme au mode des bronchites aiguës.

L'expectoration est abondante, parfois profuse, et, comme signe pathognomonique, sanguinolente à la manière que j'ai indiquée.

La marche de la maladie est analogue à celle des broncho-pneunomies secondaires développées sur un fond déjà altéré ou chez des sujets diathésiques.

Les particularités qu'on ne doit pas perdre de vue, consistent dans la persistance des râles sous-crépitants et dans la composition des crachats mêlés de sang.

Le pronostic de cette bronchite grave serait des plus menaçants si on l'établissait sur les données du sens commun et non sur l'expérience. Une affection mortelle par elle-même, greffée sur un organisme déprécié par le fait de l'albuminurie, semble offrir peu de chances de guérison. Expérimentalement, il n'en est rien. La broncho-pneumonie a le bénéfice des bronchites albuminuriques : sa tendance est de tourner à bien après une période presque déterminable. La destruction caséeuse, sa pire issue, n'est pas son fait ; quelque peu de confiance qu'inspirent les antagonismes en médecine, il est certain que l'albuminurique n'apporte de prédisposition ni à la tuberculose, ni à la caséification pulmonaire. »

Après avoir décrit les types simples de bronchites albuminuriques dégagées de toute complication, M. Lasègue décrit dans un deuxième mémoire les bronchites mixtes, c'est-à-dire celles qui coïncident :

1° Avec une affection broncho-pulmonaire catarrhale ou tuberculeuse ; 2° avec une lésion cardiaque antérieure à celle des reins ; 3° avec un état pathologique du système circulatoire ; 4° avec des troubles nerveux en relation plus ou moins étroite avec l'albuminurie.

Les malades soumis à notre observation ont tous présenté des troubles respiratoires variés qu'on peut, jusqu'à un certain point, rapprocher des formes précédentes, sans oublier toutefois que M. Lasègue a voulu, dans sa description, donner des types qu'on ne saurait s'attendre à trouver complètement réalisés en clinique, pour chaque cas particulier.

A la première forme de M. Lasègue se rapportent les troubles dyspnéiques des malades qui font l'objet des observations III, IV, V et VIII.

Dans l'obs. III, les troubles respiratoires n'ont jamais été bien marqués ; ils n'ont apparu que longtemps après le début de la maladie ; ils ont consisté en accès d'oppression avec quintes de toux survenant au commencement de la nuit et ne durant que quelques instants. L'auscultation de la poitrine, faite en dehors des accès, ne nous a jamais permis de constater aucune altération du murmure vésiculaire ou du rhythme respiratoire. Nous trouvons là les principaux symptômes de la première forme de M. Lasègue, mais très atténués.

L'existence de la toux et l'absence de signes stéthoscopiques éloignent un peu ce cas du type auquel nous le comparons.

Dans l'obs. IV, nous constatons des symptômes analogues : les troubles respiratoires se sont aussi manifestés par de la toux et une sensation d'oppression surtout marquée le soir.

Dans l'obs. V, les troubles dyspnéiques paraissent se rapporter simplement à la congestion et à l'œdème ; il est difficile de les rapporter à une des formes de M. Lasègue : le malade n'avait que très peu de dyspnée et de toux sans accès d'oppression. A l'auscultation, on trouvait quelques râles humides dans les deux bases.

Enfin, dans la VIIIe obs., les phénomènes thoraciques ont

fait défaut pendant longtemps et ne sont survenus que peu avant la terminaison fatale ; ils ont consisté en de la dyspnée avec accès d'oppression plus fréquents dans la première moitié de la nuit et s'accompagnant d'une sensation très nette de constriction à la base du thorax.

De la deuxième forme de M. Lasègue, nous pouvons rapprocher les cas consignés dans les observations I, VI et VII.

Dans l'obs. I, le malade avait une dyspnée intense avec accès violents de suffocation et rejet de crachats sanglants hémoptoïques.

A l'auscultation, on ne trouvait que des râles sous-crépitants disséminés dans les deux poumons et insuffisants pour rendre compte de l'intensité de la dyspnée.

Il fallait faire ici la part de l'urémie indiquée d'ailleurs par le coma et la torpeur intellectuelle, et tenir compte également de l'affection cardiaque consécutive à la lésion rénale. Cette influence des lésions cardiaques secondaires sur les troubles dyspnéiques, dans le mal de Bright, a été aussi indiquée par M. Lasègue :

« Il est de loi, dit-il, que la congestion ou l'œdème broncho-pulmonaire de cause cardiaque occupe les parties déclives des poumons et qu'il décroisse graduellement de bas en haut. Les insuffisances mitrales qui obéissent plus que toutes autres à cette règle, comportent cependant des exceptions. Un seul poumon peut être atteint et alors il ne l'est pas absolument suivant la forme classique. Dans des cas moins fréquents, les râles s'accumulent par foyers, les bases sont à peu près perméables à l'air ou sont loin de représenter le maximum de la gêne respiratoire.

Lorsque ces incidents surviennent, on doit toujours

s'enquérir de la composition des urines. L'albuminurie sera passagère ou durable, mobile ou définitive, mais elle revendiquera sa place dans le développement de la maladie. Si la dyspnée dépasse le permis, il y aura encore plus de raisons pour recherher l'albuminurie. »

Chez notre malade, la dyspnée ne paraissait pas en rapport avec l'état du poumon et du cœur. De plus, les signes stéthoscopiques n'étaient pas ceux qu'on trouve d'ordinaire dans les affections cardiaques, lorsque la compensation venant à manquer, il se produit de l'œdème pulmonaire et des congestions hypostatiques. En outre, nous ne trouvions rien, dans les antécédents du malade, qui pût faire supposer que la lésion cardiaque avait précédé l'altération rénale. Tout, au contraire, dans la marche des symptômes militait en faveur d'un mal de Bright ayant entraîné secondairement une hypertrophie cardiaque avec dilatation. L'autopsie a, en effet, prouvé que l'insuffisance des valvules, qui ne s'était accusée pendant la vie par aucun bruit anormal, ne tenait nullement à une altération dans la structure de ces voiles membraneux, mais qu'elle n'était que le résultat de la dilatation des orifices.

La malade qui fait le sujet de l'obs. VI, nous dit avoir eu, il y a sept ans, une bronchite avec pleurésie, dont la guérison n'a jamais été complète ; l'oppression reparaissait par intervalles. Il y a deux ans, nouvelle pleurésie. Nous sommes autorisés à ne voir là qu'une atteinte thoracique du mal de Bright, car la malade a remarqué dès ce moment qu'elle urinait beaucoup et souvent.

Elle se levait plusieurs fois par nuit pour uriner. Pendant son séjour à l'hôpital, elle a présenté à peu près les symptômes de la 2e forme des bronchites albuminuriques :

oppression presque continue avec toux et expectoration muqueuse abondante. Redoublement de la dyspnée au commencement de la nuit ; trois fois cette dyspnée a pris une intensité telle que la malade croyait qu'elle allait étouffer.

L'auscultation n'a jamais révélé que l'existence de nombreux râles sibilants et sous-crépitants disséminés dans les deux côtés de la poitrine.

Dans l'obs. VII, la dyspnée paraît avoir ouvert la scène concurremment avec les autres symptômes. Au moment de l'examen, la dyspnée est continue et très intense, accompagnée de toux et d'expectoration muqueuse très-abondante. Les inspirations pénibles et sifflantes sont au nombre de 35 par minute. Nous retrouvons ici les caractères de la dyspnée indiqués par M. Lasègue, qui compare cet état aux attaques pseudo-asthmatiques des individus affectés d'insuffisance sigmoïde.

Ce qu'il y a de remarquable dans ce cas c'est la rapidité avec laquelle se sont amendés tous les symptômes, la dyspnée en particulier, après trois jours de régime lacté.

Dans les trois cas que nous venons de signaler comme se rapportant plutôt à la deuxième forme de M. Lasègue, on remarquera qu'une fois seulement (obs. I), nous avons trouvé l'expectoration sanglante signalée par cet auteur.

Nous allons maintenant nous occuper d'un dernier cas fort intéressant (obs. II), que nous n'avons pas rangé dans la revue que nous venons de faire, à cause des particularités qu'il présente.

Chez cette malade, les troubles respiratoires ne se sont manifestés que deux mois après son entrée à l'hôpital (2 ans après le début). Ils ont consisté en une gêne considérable de la respiration débutant le soir et se prolongeant jusqu'au milieu de la nuit, avec sensation de constriction thoracique.

La malade auscultée en dehors des crises, n'a jamais présenté le moindre signe stéthoscopique.

Ces accès d'oppression d'abord assez rares; se sont peu à peu rapprochés et, au bout de deux mois, ils survenaient presque tous les jours, souvent plusieurs fois dans les 24 heures, n'affectant plus de préférence marquée pour la nuit. La malade nous dit que, pendant ses crises, *il lui semble que quelqu'un est assis sur sa poitrine (sic)*..

A côté de ces crises dyspnéiques qu'on peut rapporter à la première forme de M. Lasègue, nous rangerons un autre symptôme que nous n'avons pas vu signalé ailleurs. Ce sont des *crises de hoquet* qui se montraient d'abord pendant la nuit et pendant le jour, après les repas; mais qui plus tard, lorsque la malade a été mise au régime lacté, ne se sont plus manifestées que pendant la nuit.

Comment interpréter maintenant cette phase aiguë qui s'est caractérisée par une fièvre intense avec frissons prolongés et répétés; température vespérale de 40° avec rémission matinale de 1° et quelquefois plus? Quelle est la part qu'il faut faire dans ces accidents, à l'albuminurie; (accidents urémiques) et à la tuberculose?

Question bien difficile à résoudre. Nous trouvons bien, dans le travail déjà cité de M. Lasègue, des faits de tuberculose chronique dont les symptômes, la marche et la durée, ont été notablement modifiés par l'apparition de l'albuminurie; soit qu'on ait vu apparaître des troubles nerveux d'une gravité exceptionnelle, soit que des lésions broncho-pulmonaires transitoires viennent s'ajouter aux lésions fixes. Dans ces cas, dit M. Lasègue, la maladie désordonnée dans sa marche offre plus de difficulté que jamais à la prévision de ses aventures et de sa durée.

La malade a-t-elle été réellement atteinte d'une tuberculose miliaire aiguë, ou bien n'a-t-elle eu qu'une attaque de bronchite albuminurique (broncho-pneumonie, troisième forme de M. Lasègue)? — Il ne nous paraît pas douteux que nous ayons eu affaire à un cas de tuberculose aiguë avec localisations à la fois pulmonaires et abdominales : l'élévation considérable de la température avec rémissions matinales de 1° et plus (Jaccoud), l'apparition, au bout de plusieurs jours, d'un catarrhe bronchique avec signes prédominants aux sommets; les hémoptysies, le tympanisme abdominal et la douleur; les vomissements et la diarrhée incoercible, tout nous paraît militer en faveur de ce diagnostic confirmé encore par la marche ultérieure de la maladie qui a pris les allures d'une phthisie ulcéreuse commune.

Du reste, là ne nous paraît pas être le côté intéressant de la question. Ce qu'il importerait de savoir, c'est le rapport à établir entre les accidents aigus que nous venons de signaler et l'affection chronique dans le cours de laquelle ils se sont manifestés.

Toutefois, si nous n'avions pu nous convaincre récemment que cette malade, qui nous avait paru mortellement frappée, porte aujourd'hui une caverne au sommet de chaque poumon, peut-être aurions-nous incliné à mettre ces accidents sur le compte de la broncho-pneumonie des albuminuriques, si bien décrite par M. Lasègue dans un passage que nous avons reproduit en partie. Il est évident qu'il y a entre cette description et le fait que nous signalons, bien des analogies, surtout au point de vue du pronostic.

Cependant M. Lasègue dit que la destruction caséeuse n'est pas le fait de cette broncho-pneumonie : « il est certain, dit-il, que l'albuminurique n'apporte de prédisposition ni à la tuberculose, ni à la caséification pulmonaire ».

Quoi qu'il en soit, ne pourrait-on pas admettre, même en supposant l'existence de granulations tuberculeuses, que la marche ordinairement fatale de cette affection a été heureusement modifiée par l'albuminuerie préexistante ?

C'est là une question que nous nous contentons de poser sans la résoudre, d'autant plus que si M. Lasègue insiste sur la bénignité des affections broncho-pulmonaires dans le mal de Bright, telle n'est pas l'opinion de Rayer qui dit notamment en parlant de la bronchite : « La bronchite, quelle que soit son intensité, aggrave toujours la maladie et, dans plusieurs cas, elle a été la cause de la mort.

Lorsqu'elle est chronique, ajoute-t-il un peu plus loin, elle tend à amener à sa suite la bronchorrhée ou l'engouement du poumon; et lorsqu'elle est aiguë, il n'est pas rare de la voir suivie de pneumonie lobulaire; enfin *elle n'a jamais ou presque jamais de solution favorable tant que l'affection rénale persiste.* « (Rayer, Traité des maladies des reins ». Paris, 1840, t. II).

IV. — *Etat du cœur, hypertrophie, dilatation, bruit de galop.*

Nos observations personnelles ne nous ont rien appris de nouveau sur ce point. Aussi n'avons-nous que peu de chose à en dire.

Dans l'obs. I, (néphrite parenchymateuse), il s'agit d'un malade qu'on aurait pu prendre pour un cardiaque et qui n'était au fond qu'un Brightique avec dilatation secondaire des cavités du cœur et insuffisance relative des valvules. Les bruits du cœur avaient été trouvés sourds et irréguliers pendant la vie; l'autopsie en donna la raison par l'état du muscle qui était flasque et graisseux. Cet état du cœur dans la néphrite parenchymateuse est indiqué par M. Rendu. (Thèse d'agrég., Paris, 1878, p. 113) : « S'il existe des perturbations du cœur, dit-il, elles sont d'origine asthénique, et ne se rattachent presque jamais à l'hyperthrophie ventriculaire, dont on ne constate aucun des signes cliniques. D'après M. Lecorché, cette insuffisance du muscle cardiaque viendrait même s'ajouter à l'influence des altérations du sang pour accroître l'hydropisie. Après la mort, on trouve le cœur normal, quelquefois *dilaté et flasque*, mais on ne constate, pour ainsi dire, jamais cette hypertrophie ventriculaire gauche si spéciale à la néphrite interstitielle.

Sur les trois cas de néphrite interstitielle consignés dans nos observations, nous n'avons trouvé qu'une fois le bruit de galop, si bien étudié par M. le professeur Potain au point de vue de sa pathogénie et de sa valeur diagnostique (Potain, du rhythme cardiaque appelé bruit de galop, et de sa valeur seméiologique, in Bull. Soc. med des hôp., 1875). Il s'est présenté chez notre malade. (Obs. III), avec les caractères qui lui ont été attribués par le savant clinicien, nous n'avons donc pas à y insister ici. Mais nous allons rapporter une observation de néphrite albumineuse aiguë, dans le cours de laquelle, nous avons vu apparaître, presque dès le début, un bruit de galop très manifeste. Nous ignorons si des faits analogues ont été déjà publiés; quoi qu'il en soit, celui-ci nous ayant paru digne d'intérêt, nous espérons qu'on voudra bien, à ce titre, nous pardonner cette petite digression un peu hors des limites de notre sujet.

Obs. IX. — Néphrite albumineuse aiguë.

Moreau Louis, âgé de 54 ans, charretier, entre à l'hôpital Tenon le janvier 1879, salle Gérando, 11.

Cet homme robuste et d'une bonne santé habituelle, s'est laissé tomber, il y a cinq jours, dans un bassin d'urine. Le lendemain de l'accident i est pris de frissons répétés accompagnés de douleurs lombaires. Deux jours après, œdème d'abord limité au scrotum, gagnant ensuite les jambes.

Le 7 janvier. On constate un œdème généralisé avec un peu de bouffissure de la face.

Pas de fièvre. Examen du thorax : matité dans les deux bases, plus prononcée à droite, respiration faible et râles sous-crépitants des deux côtés, également plus marqués à droite. Pas d'hydrothorax. *Rien au cœur.*

Les urines ont une coloration à peu près normale, elles sont un peu moins abondantes qu'à l'ordinaire, on y trouve une quantité considérable d'albumine. Pas d'envies fréquentes d'uriner.

Prescriptions : dix ventouses scarifiées sur les lombes. Eau-de-vie allemande 25 grammes. Régime lacté intégral.

Le 8. La purgation a déterminé un assez grand nombre de selles séreuses, l'œdème a un peu diminué.

Le 9. Le malade se trouve mieux, il ne souffre plus des reins, l'œdème a encore diminué. Mêmes signes physiques à l'examen de la poitrine. Les urines ne contiennent plus qu'une très faible proportion d'albumine (90 centigr. par litre).

Le 10. L'amélioration continue, l'œdème diminue. On prescrit encore 10 ventouses scarifiées sur la région lombaire.

Le 14. L'œdème persiste, mais moins prononcé, pas de troubles de la vue ni de l'ouïe, les râles ont beaucoup diminué dans les deux poumons. Rien au cœur. On continue le régime lacté, le malade prend 4 litres de lait.

Le 15. L'œdème des membres inférieurs n'a pas varié, on entend toujours quelques râles sous-crépitants à la base des deux poumons, cependant la respiration est plus libre.

Le 16. L'œdème a complètement disparu aux cuisses et à la paroi abdominale, il a beaucoup diminué aux jambes et au scrotum. A l'auscultation de la région précordiale, on entend un léger *bruit de galop* encore peu marqué.

Le 18. L'œdème a encore diminué, il n'en reste plus que dans la moitié inférieure de la jambe. Le bruit de galop est aujourd'hui très manifeste, on l'entend très bien à la pointe du cœur.

Le 20. L'œdème des jambes a complètement disparu, il n'en reste que très peu au scrotum. Matité à la partie inférieure du côté gauche de la poitrine, souffle doux à l'expiration, pectoriloquie aphone, pas d'égophonie. Percussion de la région sous-claviculaire gauche donne une tonalité un peu plus élevée que le côté opposé. On diagnostique un épanchement pleurétique de 200 grammes environ.

Le malade, qui se trouve très bien, demande à manger et ne voulant pas écouter les observations qui lui sont faites, sort de l'hôpital.

Nous avons déjà dit que cette observation de néphrite aiguë pourrait paraître inopportune dans une étude sur les néphrites chroniques. Nous allons donc essayer de justifier la place que nous lui avons donnée ici et montrer quelle pourrait être son importance dans la recherche des rapports du bruit de galop avec les altérations rénales.

On sait que Traube, en Allemagne, a établi la relation qui existe entre l'hypertrophie ventriculaire gauche et le petit rein contracté. De son côté, M. Potain a montré la coïncidence du *bruit de galop* avec la néphrite interstitielle.

La plupart des cliniciens s'accordent, croyons-nous, pour reconnaître l'exactitude de ces faits.

Mais M. le professeur Peter a soutenu récemment une opinion différente, dans une discussion soulevée à la Société clinique de Paris (séance du 24 juillet 1879).

Cette discussion avait été provoquée par la lecture d'une observation de M. Letulle, interne du service de M. Peter, intitulée : « Artérite chronique généralisée. — Hypertrophie cardiaque. — Néphrite interstitielle. — Urémie. »

Répondant aux objections soulevées par quelques membres, au sujet de l'interprétation des faits, M. Peter s'est exprimé ainsi :

« Ce n'est pas par hasard qu'on a trouvé dans ces cas des lésions généralisées du système artériel, mais parce que je les ai cherchées.

C'est parce que l'observation m'a appris que la lésion des reins n'était, en pareil cas, qu'un effet éventuel, contingent, secondaire, d'une lésion bien autrement générale, d'une lésion de la totalité ou de la presque totalité du système artériel de l'aorte; l'effet éventuel, contingent de la lésion des artères rénales, conséquence de la lésion de l'endartère aortique, laquelle entraîne alors comme conséquence anatomique la dystrophie scléreuse du rein, et comme conséquence fonctionnelle l'albuminurie; c'est, dis-je, pour ces raisons, que j'ai recherché et trouvé, dans ce cas, l'altération des artères du rein, qui allait être méconnue à un premier examen anatomique superficiel; altération que chacun des membres de la Société clinique peut ici constater.

Or, à ce sujet, qu'il me soit permis d'entrer dans quelques détails nosologiques.

Deux célébrités médicales contemporaines, Traube, en Allemagne, Potain, en France, ont attaché leur nom, le premier à la coïncidence de l'atrophie du rein avec l'hypertrophie du ventricule gauche; le second, à la coïncidence du bruit de galop avec l'albuminurie et la néphrite interstitielle.

A cet égard, ce que j'ai à dire, m'appuyant sur les faits, le voici :

Ce n'est pas parce qu'il y a *atrophie des reins* qu'il y a *hypertrophie du ventricule gauche*, comme le croit Traube.

Ce n'est pas parce qu'il y a *néphrite interstitielle* qu'il y a *bruit de galop*, comme l'enseigne Potain.

C'est parce qu'il y a *endartérite généralisée*.

C'est, en effet, parce qu'il y a endartérite généralisée, que le ventricule gauche s'hypertrophie par suite de ses efforts compensateurs (efforts en vue de lutter contre l'obstacle à son fonctionnement que lui crée la lésion artérielle).

C'est parce qu'il y a endartérite généralisée qu'il y a endartérite *rénale*, et parce qu'il y a endartérite rénale qu'il y a néphrite interstitielle.

Mais ce n'est pas, et ce ne peut pas être, parce qu'il y a néphrite interstitielle qu'il y a bruit de galop; il n'y a et il ne peut y avoir aucune relation physique ou métaphysique entre une altération du rein et un trouble dans le rhythme du cœur.

C'est l'endartérite généralisée qui produit l'hypertrophie

du ventricule gauche; et c'est l'hypertrophie du ventricule gauche qui engendre le « bruit de galop, » c'est-à-dire un défaut de synchronisme dans la contraction des deux ventricules.

Le bruit de galop est si bien indépendant de la néphrite interstitielle, qu'on l'observe — et très fréquemment — sans cette néphrite, mais alors qu'il y a aortite (avec ou sans insuffisance des valvules sigmoïdes) et hypertrophie du ventricule gauche consécutive.

Et ce même bruit de galop est si bien indépendant de l'albuminurie, que celle-ci peut exister — et très fréquemment — sans bruit de galop.

Traube, qui a constaté la coïncidence de l'hypertrophie ventriculaire gauche et de l'atrophie rénale, n'a pas su voir que cette hypertrophie ventriculaire était indépendante de cette atrophie rénale, mais dépendante de l'endartérite généralisée.

Potain, qui nous a appris la coïncidence du bruit de galop avec la néphrite interstitielle, ne semble pas avoir vu que ce bruit de galop était indépendant de cette néphrite, mais dépendant de l'hypertrophie ventriculaire gauche.

Traube et Potain ont eu le mérite de constater la coïncidence; mais ils n'ont pas eu le même bonheur en voyant une corrélation, l'un entre l'atrophie rénale et l'hypertrophie ventriculaire gauche, l'autre entre la néphrite interstitielle et le bruit de galop; ils n'ont pas saisi l'ensemble pathogénique que je m'efforce de faire comprendre depuis dix ans (dans mes leçons de la Pitié, en 1869, comme dans mon cours à la Faculté en 1878), à savoir la relation de la lésion généralisée du système artériel aortique d'une part avec l'hypertrophie ventriculaire gauche, d'autre part avec les *atrophies scléreuses* les plus diverses (dont la lésion dite « néphrite interstitielle » n'est qu'une fraction possible et contingente).

Il n'y a pas là une pure satisfaction scientifique, mais une conséquence pratique importante et des conclusions bien autrement compréhensives que celles de la relation du bruit de galop avec la néphrite interstitielle. En effet, de ce que je constate le bruit de galop, je suis autorisé à conclure à l'*hypertrophie isolée du ventricule gauche*, ainsi qu'à l'*endartérite généralisée*, génératrice de cette hypertrophie; et de l'*endartérite généralisée* je suis conduit à rechercher la *néphrite interstitielle* par *endartérite rénale*, comme aussi les *troubles cérébraux* par *endartérite encéphalique*, les *troubles médullaires* par *endartérite rachidienne;* comme encore les *douleurs du plexus cardiaque* (ainsi que les troubles plus ou moins accentués de l'*angor pectoris*) par *endaortite* et *névrite cardiaque* consécutive, etc.; c'est-à-dire, en d'autres termes, que le complexus morbide est des plus vastes — en rapport avec l'étendue même de la lésion artérielle, — et le pronostic bien autrement grave que celui qu'on déduirait de la seule néphrite interstitielle.

En résumé, ce n'est pas parce qu'il y a néphrite interstitielle que le ventricule gauche s'hypertrophie.

Ce n'est pas davantage parce qu'il y a néphrite interstitielle qu'il y a bruit de galop.

C'est parce qu'il y a endartérite généralisée :

1° Que le ventricule gauche s'hypertrophie;

2° C'est parce qu'il s'hypertrophie qu'il y a défaut de synchronisme dans la contraction des deux ventricules, d'où le bruit de galop;

3° C'est parce qu'il y a — de par l'endartérite généralisée — artérite rénale qu'il y a néphrite interstitielle. » (*France médicale* du 8 novembre 1879.)

M. Lancereaux, dans son article rein du Dictionnaire encyclopédique des sciences médicales, avait dit que « le rein, comme tous les autres organes, si on en excepte les cas de traumatismes et de lésions secondaires aux affections des voies urinaires, n'a pas de maladie propre, il n'est qu'un siège de localisations anatomiques, et ses altérations, identifiées à tort avec la maladie, ne font jamais que traduire l'existence d'un état morbide plus général, auquel seul convient le nom de *maladie.* »

En décrivant les lésions anatomiques de la néphrite interstitielle, M. Lancereaux fait remarquer la fréquence des altérations vasculaires qu'il considère comme étant le résultat d'une cause générale agissant à la fois sur le système artériel et sur le tissu conjonctif du rein, mais il ajoute :

« La fréquence de l'altération des artères rénales et de leurs branches dans la néphrite interstitielle a conduit quelques auteurs à considérer ces vaisseaux comme étant le point de départ de l'affection, mais cette opinion est beaucoup trop absolue, et s'il est des cas où la néphrite conjonctive n'est que l'extension d'une modification première du système artériel en général, et de celui des reins en particulier, il en est d'autres, peut-être aussi nombreux, dans lesquels les artères ne jouent qu'un rôle secondaire. A ce point de vue donc on peut distinguer plusieurs formes de néphrites généralisées, suivant que ces affections sont plus ou moins intimement liées à l'altération du système artériel. Non seulement les artères rénales, mais l'aorte et les artères qui en émanent, et quelquefois les valvules aortiques, sont simultanément modifiées. Dans quelques circonstances toutefois, on ne constate aucune lésion matérielle des parois de ces vaisseaux, il existe simplement une insuffisance congénitale de la capacité de l'aorte ou même du système artériel tout entier. » (Lancereaux, art. Rein, page 198.)

M. Lancereaux est donc un peu moins absolu que M. Peter.

Quoi qu'il en soit, notre observation nous paraît de nature à infirmer l'opinion du savant professeur. En effet, chez un homme jouissant ordinairement d'une bonne santé et dont les artères périphériques paraissaient saines, nous avons vu, sous l'influence d'un refroidissement brusque, se développer tous les symptômes d'une néphrite albumineuse aiguë. Le rhythme des bruits du cœur ne présentait, au début, rien d'anormal; mais au quinzième jour de la maladie nous assistons au développement d'un bruit de galop qui, d'abord peu manifeste, s'est accentué peu à peu et est bientôt devenu très net.

Il nous paraît difficile, dans ce cas particulier, de ne pas admettre l'influence de l'altération rénale sur l'apparition du bruit de galop, indépendamment de toute altération vasculaire appréciable.

V. — *Troubles auditifs.*

La plupart des auteurs qui ont traité des maladies des reins ont passé sous silence ces troubles de l'ouïe, ou les ont à peine signalés dans le cours d'une observation sans paraître y attacher la moindre importance.

Rayer (Traité des maladies des reins) cite un de ces faits, mais sans chercher à l'interpréter.

Rosenstein (loc. cit.) raconte l'observation d'une jeune fille qui, dans le courant d'une néphrite parenchymateuse, fut prise de surdité, d'abord intermittente, puis persistante et définitive. Rosenstein se demande à quoi peut être attribuée cette surdité; il met en avant l'hypothèse du sulfate de quinine que la malade avait pris dans le courant de sa maladie, et il finit par conclure à un œdème du nerf auditif; il dit cependant, en terminant la description des lésions cadavériques: « L'examen du cerveau et spécialement du quatrième ventricule, ainsi que celui du rocher ne présentent rien de remarquable. »

Parlant de l'urémie, Rosenstein s'exprime ainsi (p. 198): « L'urémie ne se borne d'ailleurs pas toujours à la sphère psychique et à l'appareil moteur. Elle peut affecter aussi les nerfs sensoriels. L'organe qui est le plus rarement atteint est celui de l'ouïe, mais dans les cas où la diurèse est suspendue, il peut subitement se présenter des bruissements dans les oreilles et une paracousie, qui disparaît aussitôt que la fonction urinaire a repris son cours.

M. Rendu (loc. cit., page 165) signale, parmi les symptômes de l'urémie lente, des sensations insolites de la vue et de l'ouïe, telles que des éblouissements, des bourdonnements d'oreille.

Enfin, nous trouvons la phrase suivante dans l'article Rein du Dictionnaire encyclopédique, dû à la plume de M. Lancereaux: « L'audition est conservée, cependant Schwartze a observé dans un cas de maladie de Bright, avec hypertrophie du cœur, une hémorrhagie de la caisse du tympan coïncider avec une rétinite apoplectique double. »

C'est à notre excellent maître M. le Dr Dieulafoy que revient le mérite d'avoir appelé l'attention sur l'importance des troubles auditifs dans le mal de Bright, (Dieulafoy, Gaz. hebdomad. de méd. et de chir., janvier 1878.)

Nos observations viennent à l'appui des faits cités par notre maître, et prouvent notamment la fréquence de ce symptôme et son importance au point de vue du diagnostic.

Sur huit cas, une fois (obs. I) il nous a été impossible de savoir, à cause de l'état de torpeur dans laquelle se trouvait le malade, s'il y avait eu ou non des troubles auditifs. Deux fois ce symptôme n'existait pas. Dans les cinq autres cas nous avons pu le retrouver. Constamment les malades chez lesquels nous avons rencontré des troubles auditifs se sont plaints de bourdonnements dans les deux oreilles; dans un cas, ces bourdonnements s'accompagnaient de douleurs lancinantes, et dans deux autres cas ils coïncidaient avec une demi-surdité uni-latérale.

Chez deux de nos malades ces troubles auditifs ont été précoces et ont précédé l'apparition de l'œdème de la face.

Chez deux autres l'œdème de la face et les bourdonnements se sont montrés simultanément. Enfin, chez la dernière, les bourdonnements ont suivi de très près l'apparition de l'œdème des paupières.

Quant à déterminer si ces troubles auditifs appartiennent plus spécialement à une des formes du mal de Bright, il est difficile de trancher nettement la question. Car, ainsi que le fait remarquer M. Dieulafoy, l'observation clinique sans autopsie est souvent impuissante à déterminer la forme parenchymateuse ou la forme interstitielle des néphrites chroniques, et à part les cas extrêmes et pour ainsi dire types de petit rein contracté ou de gros rein blanc, on a souvent à l'autopsie un démenti formel, et on retrouve des lésions rénales mixtes, alors qu'on avait diagnostiqué la forme interstitielle ou la forme parenchymateuse. Toutefois, nous ne croyons pas que cette difficulté même soit une raison suffisante pour que, en dehors des constatations anatomiques, on ne s'efforce pas de faire un diagnostic aussi exact que possible, afin de pouvoir rapporter à telle ou telle forme particulière les symptômes qui lui sont propres.

Quoi qu'il en soit, toutes nos réserves étant faites, nous dirons que nous avons trouvé des troubles auditifs dans nos trois cas de néphrite interstitielle et dans nos deux cas de néphrite mixte, tandis que nous les avons vu manquer dans deux cas de néphrite parenchymateuse et que, dans un troisième cas de gros rein blanc, il nous a été impossible de savoir s'ils existaient ou non. D'après cela, il semblerait que ce symptôme appartient plutôt aux formes interstitielles ou mixtes du mal de Bright. Nous ne voulons pas cependant trop nous hâter de conclure dans ce sens; le nombre restreint de nos observations ne nous permettant pas d'être aussi affirmatif.

En outre, d'après les observations de M. Dieulafoy, ce symptôme n'affecterait de préférence marquée pour aucune forme, puisque sur 16 cas il a trouvé approximativement :

Néphrite interstitielle	4 cas.
Néphrite parenchymateuse. . .	4 —
Néphrites mixtes	7 —
Néphrite simple aiguë	1 —

Il y a donc là un point qui demande, pour être éclairci, de nouvelles observations.

Le fait qui nous paraît le plus intéressant et au-dessus de toute contestation, quelle que soit d'ailleurs l'interprétation qu'on veuille en donner, c'est la fréquence des troubles auditifs dans la maladie de Bright, et l'importance qu'ils peuvent acquérir pour le diagnostic.

VI. — *Troubles de la sensibilité.*

Nous voulons maintenant appeler l'attention sur un autre ordre de faits dont nous avons pu constater l'existence fréquente dans le cours des diverses néphrites, et qui cependant ne sont pas mentionnés dans les auteurs. Nous voulons parler de certains troubles de la sensibilité qui se manifestent particulièrement dans les extrémités.

Nous trouvons bien indiquée, dans la plupart des ouvrages déjà cités (Rayer, Lécorché, Rosenstein, Lancereaux), l'existence assez habituelle de névralgies faciales et de douleurs vagues musculaires ou articulaires, souvent prises pour des douleurs rhumatismales, mais *nulle part nous ne voyons rapportés des faits comme ceux que nous voulons signaler* et dont nous *devons encore la connaissance à M. le Dr Dieulafoy.*

Voici ce que dit Rosenstein à propos de ces troubles de la sensibllité auxquels il a peut-être attaché plus d'importance que les autres auteurs :

« Les hyperesthésies de la peau qui consistent en une sensation violente de cuisson et de démangeaison, et vont quelquefois jusqu'à la névralgie, privant le malade de tout repos, sont des symptômes d'une affection du système nerveux qui se présentent presque tout à fait indépendamment du cours de la sécrétion urinaire dans la néphrite diffuse. Ces douleurs, de même que celles qui apparaissent notamment dans les muscles, sont facilement prises pour des douleurs rhumatismales, et peuvent alors faire commettre ne erreur de diagnostic. En dehors des névralgies qui siègent dans les nerfs periphériques, il s'en produit aussi dans la sphère du trijumeau, elles affectent surtout le nerf sus-orbitaire. »

Un peu plus loin, parlant du développement progressif des phénomènes urémiques, Rosenstein dit: « Ou bien *les malades accusent une douleur dans les extrémités, notamment dans l'une des mains ou dans les pieds.* »

Les phénomènes douloureux que nous avons observés se sont manifestés ordinairement sous forme de crampes plus ou moins pénibles, occupant tantôt les membres inférieurs seulement, tantôt les membres inférieurs et supérieurs. Dans certains cas, ces crampes alternaient avec des douleurs lancinantes très vives qui tourmentaient beaucoup les malades et les privaient même de sommeil.

Un symptôme encore plus fréquent, associé d'ailleurs au précédent dans la plupart des cas, c'est une sensation particulière d'engourdissement et de fourmillement qu'éprouvent les malades dans les extrémités supérieures et inférieures, principalement dans les doigts.

Dans plusieurs cas, nous avous noté aussi, à côté de ces fourmillements, un phénomène particulier, la sensation du *doigt mort.*

Pour indiquer les caractères de ces symptômes, nous ne saurions mieux faire que de rapporter brièvement ce que les malades nous ont raconté au sujet de ces sensations, ou ce que nous avons pu constater nous-même :

Chez le malade de l'obs. I, nous avons pu savoir seulement qu'il existait, depuis un certain temps, des fourmillements dans les doigts de la main gauche.

La malade de l'obs. II avait des crampes très douloureuses dans les membres supérieurs et inférieurs qui souvent l'empêchaient de dormir. Lorsqu'elle saisit un objet, nous dit-elle, au bout de quelques instants elle est prise d'une violente douleur qui l'oblige à l'abondonner, car il lui semble qu'on lui arrache quelque chose dans l'intérieur de la main et du poignet (*sic*).

En dehors de ces crises douloureuses, elle éprouve très souvent des *fourmillements* aux extrémités, particulièrement dans les extrémités, digitales de la main droite.

Plusieurs fois elle a eu dans l'indicateur de cette même main une sensation très marquée de *refroidissement* avec *insensibilité*, mais sans paralysie du mouvement ni pâleur apparente. Ce phénomène aurait persisté chaque fois pendant plusieurs jours.

La malade nous apprend, en outre, que ces divers symptômes, notamment les fourmillements, se sont manifestés *dès le début* de sa maladie.

Dans l'obs. IV nous avons noté l'existence de douleurs lancinantes dans les membres inférieurs et de quelques *fourmillements* dans les deux mains, sans qu'il fût possible de déterminer l'époque à laquelle ces symptômes se sont manifestés pour la première fois.

Une autre de nos malades (obs. VI) a aussi éprouvé des *fourmillements* dans les mains et une sensation très nette de *doigt mort*, tantôt dans un doigt, tantôt dans un autre et des deux côtés indistinctement. Ce phénomène se manifeste surtout quand la malade veut prendre un objet; elle voit alors un ou plusieurs doigts devenir blancs, exsangues, froids et immobiles; elle ne peut plus leur imprimer aucun mouvement volontaire. Tout cela dure à peine quelques secondes.

Ces symptômes se sont manifestés à une époque assez avancée de sa maladie, en même temps qu'apparaissaient les troubles auditifs.

Dans l'obs. VII, les troubles de la sensibilité ont apparu un an après le début de la maladie; ils ont consisté en crampes très violentes dans les membres inférieurs, *fourmillements* dans les extrémités et sensation du *doigt mort*, caractérisée par le refroidissement et l'insensibilité du petit doigt de l'une ou de l'autre main. Le phénomène dure chaque fois quelques minutes.

Dans l'obs. VIII nous avons constaté simplement l'existence de quelques *fourmillements* dans les mains ayant débuté à une époque indéterminée.

Nous allons enfin rapporter en quelques mots l'histoire d'une malade chez laquelle l'existence des fourmillements et de la sensation du doigt mort, nous ont fait souppçonner l'existence d'une néphrite interstitielle.

Obs. X. — Néphrite interstitielle.

Madame X..., âgée de 58 ans, ayant eu plusieurs atteintes de colique néphrétique et offrant des dépôts tophacés autour de plusieurs articulations attire un jour notre attention sur l'état d'un de ses doigts qui est décoloré, froid et insensible. Ce phénomène, nous dit-elle, se manifeste assez fréquemment, toujours dans le même doigt de l'une ou l'autre main et dure chaque fois quelques minutes. Nous interrogeons alors cette dame pour savoir si elle n'éprouve pas d'autres symptômes capables de nous révéler l'existence d'une néphrite chronique, et nous apprenons qu'elle a des fourmillements dans les mains et des crampes dans les mollets. En outre, bourdonnements dans les deux oreilles avec demi-surdité à droite.

Urines claires et abondantes, fréquentes envies d'uriner (se lève plusieurs fois pendant la nuit). Œdème des paupières surtout marqué le matin, au réveil. Œdème des jambes. Douleurs lombaires très violentes. Envies de vomir fréquentes, quelquefois des vomissements. Pouls fort, tendu, donnant au doigt des sensations un peu comparables à celles du pouls de Corrigan.

Accès de dyspnée plus marqués pendant la première partie de la nuit.

Malgré l'absence de quelques renseignements, notamment ceux tirés de l'examen des urines que nous n'avons pu analyser qu'une fois et dans lesquelles nous n'avons pas constaté la présence de l'albumine, nous ne croyons pas qu'on puisse dans ce cas, nier l'existence d'une néphrite interstitielle, et dès lors on voit l'importance du symptôme que nous signalons, puisqu'il a pu nous mettre sur la voie d'un diagnostic que nous ne recherchions même pas. Cette observation vient en outre à l'appui de ce que nous avons déjà dit à propos de la fréquence des troubles auditifs dans le mal de Bright et en particulier dans la néphrite interstitielle.

En résumé, sur neuf observations de néphrite chronique, nous avons constaté sept fois des *fourmillements* dans les extrémités, principalement dans les mains; dans quatre cas ces fourmillements ont été accompagnés de *crampes douloureuses* dans les membres, et dans quatre cas aussi ils ont alterné avec le phénomène du *doigt mort*.

Ces symptômes n'ont pas paru affecter de préférence marquée pour aucune des formes de néphrite chronique, ils se sont manifestés à des périodes variables de la maladie. Dans un cas seulement (obs. II) les fourmillements se seraient montrés dès le début.

Nos observations nous paraissent d'autant plus concluantes en faveur de la fréquence de ces troubles de la sensibilité, que nous les avons prises indistinctement sur tous les malades atteints de néphrite chronique qui sont entrés dans le service pendant une certaine période.

Quant à nous prononcer sur la cause de ces phénomènes et sur leur nature, nous ne le saurions. Nous pensons cependant que les fourmillements et la sensation du doigt mort pourraient bien se rattacher, dans quelques cas, à l'existence des lésions artérielles auxquelles certains auteurs font jouer un si grand rôle dans la pathogénie des néphrites interstitielles. Toutefois, l'existence de ces symptômes dans les néphrites parenchymateuses ou mixtes nous engage à être très réservé dans cette interprétation.

En outre, la mobilité souvent très grande de ces phénomènes nous porte à admettre un autre facteur, l'influence nerveuse se manifestant par l'intermédiaire des nerfs vasomoteurs.

Nous ajouterons, en terminant ce chapitre, qu'il nous eût été facile, si nous n'avions voulu rester dans les limites que nous nous sommes imposées, de donner ici d'autres observations tendant à prouver la fréquence de ces troubles de la sensibilité; M le Dr Dieulafoy, qui a appelé notre attention sur ce point, en ayant déjà réuni un certain nombre.

CHAPITRE II.

COMPLICATIONS.

Nous avons peu de chose à dire des complications du mal de Bright; nous appellerons seulement l'attention sur un point : la tendance qu'ont les inflammations à se terminer par la purulence. Notre VIIIe observation nous fournit un très bel exemple de ce genre de complications. Nous avons vu, en effet, dans ce cas, une malade atteinte de néphrite parenchymateuse qui présentait les principaux symptômes d'un hydrothorax et d'une ascite, sans aucun phénomène de réaction générale, et chez laquelle on a trouvé à l'autopsie une pleurésie et une péritonite purulentes avec perforation du diaphragme.

Ce fait nous a paru d'autant plus intéressant à signaler, que la question de la *purulence dans le mal de Bright* vient d'être discutée dans la dernière séance (8 janvier 1880) de la Société clinique de Paris. Le compte rendu de la séance n'ayant pas encore été publié, nous n'avons pu étudier les observations présentées par M. Barthelémy et la discussion à laquelle elles ont donné lieu, mais nous devons à l'obligeance de M. Gérard Marchant, secrétaire de la Société, les renseignements suivants :

M. Barthelémy, dans un travail intitulé : *De la purulence dans l'albuminurie*, a communiqué plusieurs observations tendant à démontrer que les inflammations, chez les malades atteints de néphrites chroniques, se terminent facilement par la suppuration, et cela, *en dehors des causes ordinaires des suppurations* (conditions étiologiques d'âge etc.).

M. Labadie-Lagrave fait observer que, dans une de ces observations, il s'agit d'un vieillard, et dans une autre, d'un malade surmené, lesquels se trouvaient exposés à ce genre d'accident, sans qu'il soit nécessaire d'invoquer l'influence du mal de Bright; il admet que la troisième observation peut être interprétée dans le sens que lui donne M. Barthelémy.

M. Nicaise admet pleinement l'interprétation de M. Barthelémy et cite à l'appui une observation dans laquelle, un homme ayant une très petite écorchure au pied, fut pris d'un phlegmon diffus très grave qui l'emporta. La cause occasionnelle n'ayant pas paru en rapport avec la gravité du mal, l'autopsie fut faite avec soin et M. Nicaise constata l'existence d'une néphrite interstitielle.

M. Cuffer tend aussi à admettre la relation de cause à effet entre l'albuminurie et la purulence; il croit cette complication liée surtout à la néphrite interstitielle, ce qui lui paraît être une conséquence naturelle de l'augmentation du nombre des globules blancs dans le sang, constatée plusieurs fois dans le cours de cette affection et étudiée par lui dans sa thèse inaugurale.

Enfin, M. Rendu, croit que l'albuminurie, en tant qu'affection générale débilitante, a de la tendance à favoriser les suppurations; que de plus, par les œdèmes qu'elle produit, elle met les tissus dans des conditions défavorables qui peuvent les conduire à suppurer facilement. Ce ne serait donc pas une influence directe et l'action pathogénique des néphrites s'exerce toujours en vertu de conditions complexes.

M. Rendu croit en outre cette complication plus fréquente dans la néphrite parenchymateuse que dans la néphrite interstitielle.

Quoi qu'il en soit de cette discussion, notre observation nous a paru intéressante à signaler parce qu'elle semble indiquer qu'il existe en effet une certaine relation (*directe ou indirecte*) entre l'albuminurie et la tendance aux suppurations.

Sans vouloir nous prononcer en faveur de telle ou telle interprétation pathogénique, nous dirons que celle de M. Rendu nous paraît s'accorder avec les faits par nous observés.

CHAPITRE III.

DIAGNOSTIC ET PRONOSTIC.

I. — Le diagnostic de la maladie de Bright comprend deux choses : 1° Reconnaître l'affection rénale; 2° en déterminer la forme.

Tout le monde s'accorde à reconnaître les difficultés qu'offre dans certains cas, le diagnostic des néphrites chroniques au début, particulièrement les néphrites interstitielles.

M. Lancereaux a énuméré dans l'article déjà cité du Dictionnaire encyclopédique, un certain nombre d'erreurs de diagnostic commises souvent par des médecins distingués qui ont pris une néphrite interstitielle pour : Un cancer de l'estomac; une entérite chronique; une affection cardiaque, une méningite ou un ramollissement cérébral; une épilepsie, de l'asthme, des migraines, une céphalée syphilitique, et même une phthisie pulmonaire (comme cela était arrivé chez une de nos malades); une cystite, des calculs vésicaux lorsqu'il existait des besoins fréquents et douloureux d'uriner etc.....

On comprend quelle pourrait être dans ces cas, l'importance de signes particuliers mettant sur la voie d'un diagnostic difficile. C'est à ce titre que nous avons signalé, à côté des symptômes donnés par tous les auteurs, les troubles auditifs et les troubles de la sensibilité dont nous avons parlé à propos de la symptomatologie. — Voici notamment ce que dit M. Dieulafoy à propos des premiers :

« Au point de vue du diagnostic, ces troubles auditifs peuvent être d'un véritable secours; d'abord, ils complètent souvent le tableau de la maladie, dans quelques cas ils *précèdent* les autres symptômes et parfois même ils mettent sur la voie d'un diagnostic difficile. Il existe, en effet, des formes *frustes* de la maladie de Bright, des formes dans lesquelles la néphrite ne se révèle ni par les œdèmes ni par d'autres signes apparents :

Deux fois j'ai vu la néphrite interstitielle caractérisée seulement par l'hypertrophie cardiaque avec bruit de galop (Potain); mais il existait en même temps des troubles auditifs, et l'examen des urines décelait l'albuminurie et confirmait le diagnostic. Il n'est pas rare de voir ces formes *frustes* de la maladie de Bright se révéler uniquement par des troubles dits *urémiques* : céphalalgie opiniâtre, vomissements, etc.; en pareil cas, les troubles auditifs associés à ces symptômes engageront à pratiquer l'examen des urines et ne seront pas sans importance pour le diagnostic» (Dieulafoy, Gaz. hebdom., 1878, n° 4).

Ce que dit M. Dieulafoy des troubles auditifs, nous pourrions le répéter au sujet des troubles de la sensibilité.

Quant au diagnostic de la forme de la maladie, notre intention n'est pas de donner ici les caractères différentiels de chacune d'elles. Restant dans les limites de notre plan, nous dirons simplement ce que nous ont appris nos observations, c'est-à-dire la difficulté, dans la plupart des cas, d'établir au lit du malade un diagnostic précis, par suite de l'existence simultanée chez un même sujet, de symptômes attribués les uns à une forme, les autres à une autre. Cette coexistence pouvant d'ailleurs tenir elle-même à un mélange des lésions anatomiques.

II. — Nous n'avons rien à ajouter à ce qui est généralement admis au sujet du pronostic des néphrites chroniques.

Qu'on ait affaire à la forme parenchymateuse ou à la forme interstitielle, l'une et l'autre, comme le dit M. Rendu (loc. cit.), compromettent tout aussi gravement l'existence et amènent la mort d'une façon à peu près inévitable, quoique par un mécanisme différent.

Cette terminaison peut cependant se faire attendre fort longtemps, surtout dans la forme interstitielle, et nous croyons qu'un traitement bien dirigé, appliqué dès le début, et aidé d'une bonne hygiène, peut aboutir à une amélioration durable, presque comparable à une guérison.

Nous avons pu constater plusieurs fois, dans nos observations, cette amélioration très-marquée; malheureusement il ne nous a pas été possible d'en connaître la durée exacte, les malades ayant été perdus de vue après leur sortie de l'hôpital.

CHAPITRE IV

TRAITEMENT

Le traitement des néphrites chroniques, dit M. Rendu (loco citat.), est une des plus difficiles questions de la thérapeutique, et lorsqu'on passe en revue les différentes médications qui ont été conseillées contre la maladie de Bright, on voit qu'il n'en est aucune qui n'ait eu ses adeptes enthousiastes comme aussi ses détracteurs passionnés.

Nous n'avons pas l'intention de traiter à fond ce vaste chapitre; nous voulons simplement tirer des faits que nous avons rapportés les conclusions qui en découlent et qui peuvent servir à éclairer quelques points de la question.

Les principaux médicaments opposés au mal de Bright ont été surtout empruntés aux classes suivantes : diurétiques, astringents, purgatifs, sudorifiques, altérants, révulsifs et antiphlogistiques.

Quoique nous ayons vu appliquer tour à tour chacune de ces médications, nous ne nous occuperons ici que de deux agents qui ont fait l'objet particulier de nos recherches, nous voulons parler de la fuchsine et du régime lacté.

Avant de donner le résultat de nos observations, nous croyons utile d'indiquer comment on a été amené à expérimenter la fuchsine dans l'albuminurie et de discuter les faits sur lesquels s'appuient ceux qui préconisent cette médication.

Nous ne saurions mieux faire pour cela, que de reproduire un article que notre excellent maître, M. le Dr Dieulafoy vient de publier récemment dans la Gazette hebdomadaire de médecine et de chirurgie (n° 30, 25 juillet 1879).

« Après avoir servi à la falsification des vins, la fuchsine vient d'entrer dans le domaine de la thérapeutique. Cette évolution n'a pas été seulement l'effet du hasard. Quand MM. Ritter et Feltz firent connaître le résultat de leurs travaux sur la coloration artificielle des vins par la fuchsine, l'opinion publique se hâta trop tôt de conclure, et les vins fuchsinés furent regardés d'abord comme dangereux. Mais, à la suite d'expériences nombreuses, on revint sur cette première impression et l'on acquit la conviction que la quantité de fuchsine nécessaire à la coloration des vins fabriqués, peut être absorbée pendant longtemps sans aucun danger pour l'économie.

Telle est la conclusion à laquelle s'arrêtèrent MM. Bergeron et Clouet (Répertoire de pharmacie, 1876, note sur l'innocuité absolue des mélanges à base de fuchsine). Dans leur mémoire, ces observateurs firent même cette remarque, que chez l'un des sujets, atteint d'albuminurie d'origine cardiaque, l'albumine avait complètement disparu après l'administration de la fuchsine.

Alors l'action physiologique de la fuchsine fut expérimentée par MM. Feltz et Duclos (Gazette hebdomadaire, 1877), qui arrivèrent aux conclusions suivantes :

1° La fuchsine n'est pas un poison, car on peut en administrer 8 grammes en quelques jours sans provoquer des troubles sérieux;

2° Les effets nuisibles, quand ils se produisent, la diarrhée par exemple, sont imputables à la mauvaise préparation de la fuchsine qui contient quelquefois de l'arsenic;

3° La fuchsine ne détermine point d'albuminurie, elle est diurétique, prise à doses élevées (30 à 80 centigrammes par jour), elle détermine une élimination considérable de phosphate.

Il y avait donc, jusqu'ici, un fait dominant au point de vue thérapeutique : c'est que la fuchsine à une action sur le rein, et peut-être aussi une action sur l'albuminurie.

Le nouveau médicament fut alors administré, et les résultats obtenus donnèrent lieu aux publications de M. Feltz (Gazette hebdomadaire, 1876, n° 25; Gaz. des hôpitaux, 1877, n° 50; France médicale, 1879, n° 42); de M. Bouchut (Gaz. des hôpit., 1877, n° 50; 1878, n° 43); et à la thèse récente de M. Divet (De la fuchsine dans le traitement de l'albuminurie chronique et de la néphrite parenchymateuse, thèse de Paris, 1879, n° 320). Toutes les observations étant consignées dans la thèse de M. Divet, c'est là, pour éviter la confusion, que je les étudierai sous leur numéro d'ordre.

Au premier abord, je dois dire qu'en lisant la plupart de ces observations, on est frappé des résultats obtenus; on y voit fréquemment que l'albuminurie diminue ou disparaît avec rapidité, et que l'état général du malade devient si satisfaisant, que la fuchsine semble avoir opéré la guérison. Et l'on est d'autant plus heureux du résultat obtenu, que la maladie de Bright (est-ce parce qu'on la connaît mieux ou parce qu'elle est réellement plus fréquente) semble acquérir depuis quelques années une extension graduellement croissante.

Que de gens qu'on prenait pour des cardiaques avec albuminurie, qui ne sont que des brightiques avec retentissement cardiaque (Potain, loc. cit.).

Que de gens qu'on supposait atteints de lésions chroniques de l'appareil pulmonaire, œdème chronique, bronchites à répétition (Lasègue, loc. cit.), faux asthme, pleurésie batarde avec albuminurie, et qui ne sont que des brightiques avec retentissement sur l'appareil pulmonaire.

Que de gens atteints d'hémorrhagies, épistaxis, hémoptysies (Dieulafoy, Des formes frustes du mal de Bright, in Gaz. Lebdomad, 1879, n° 5), pleurésies hémorrhagiques, hémorrhagie cérébrale (voy. Lecorché, Traité des maladies des reins, p. 400), et qui ne sont que des brightiques, dont la lésion initiale et fondamentale n'est quelquefois reconnue qu'à l'autopsie.

On comprend donc de quelle faveur doit jouir un médicament qui s'adresse aux formes isolées ou combinées des néphrites; aussi désirant en apprécier la valeur, j'ai administré pendant cinq mois la fuchsine dans mon service à l'hôpital Ménilmontant.

C'est le résultat de mes observations que je viens exposer, et je dis à l'avance *qu'il concorde assez peu* avec les résultats obtenus d'autre part; aussi je crois nécessaire d'analyser chacune des observations publiées par les auteurs déjà cités, afin de rechercher pourquoi nous sommes arrivés à des résultats assez dissemblables.

Voici le résumé des observations consignées dans la thèse de M. Divet.

Obs. I. — (Feltz).

Un homme, âgé de 58 ans, entre à l'infirmerie de la maison de répression de Saint-Denis. On constate de l'œdème aux extrémités inférieures, et de l'albumine dans les urines. Après deux mois de séjour à l'infirmerie, le malade prend tous les jours 5 centigr. de fuchsine et l'albumine (dont la quantité n'avait pas été préalablement dosée) disparaît après quatre jours.

L'observation ne signalant aucun autre symptôme, il est probable que ce malade était atteint, non pas d'une néphrite, mais d'un œdème cachectique avec albuminurie.

Après quelques semaines de séjour à l'infirmerie, et avant l'administration du médicament, l'œdème avait diminué; quel régime avait suivi le malade? L'observation ne le dit pas; elle nous paraît donc peu concluante au point de vue des effets de la fuchsine.

Obs. II. — (Bouchut).

Une enfant de 6 ans est atteinte de scarlatine et de fièvre muqueuse. Quelques semaines après, elle est prise d'anasarque et d'albuminurie, on la met au régime lacté et l'on administre pendant quelques jours 10 à 20 centigr. de fuchsine par jour.

L'enfant guérit de son albuminurie.

Le régime lacté dans l'albuminurie, en général, et dans les néphrites chroniques a une telle efficacité, il donne de si heureux résultats, que nous serons obligé de considérer comme non avenues, au point de vue de l'expérimentation de la fuchsine, les observations dans lesquelles la fuchsine a été associée au *régime lacté*.

Obs. III (Giffo).

Une malade, du service de M. Millard, était atteinte de néphrite aiguë, avec œdème et albuminurie. On commence par la mettre au *régime lacté*, et l'on administre plus tard la fuchsine. Le malade quitte l'hôpital améliorée, ayant encore dans l'urine une petite quantité d'albumine.

Cette observation est non avenue, puisque le régime lacté a été associé à la fuchsine. Du reste, l'albuminurie n'a pas complètement disparu.

Obs. IV (Bouchut).

Une malade, atteinte d'albuminurie et de glycosurie, est mise au *régime exclusif du lait*, et on lui donne en même temps de 10 à 20 centigrammes de fuchsine par jour. L'albuminurie disparut graduellement.

C'est encore une observation dont nous ne pouvons pas

tenir compte, puisque le régime lacté et la fuchsine ont été simultanément employés.

Obs. V.

Elle est si peu détaillée, qu'elle ne peut fournir aucun renseignement utile.

Obs. VI (Feltz).

Une femme, âgée de 65 ans, ayant enduré de grandes privations et tellement affaiblie, qu'on s'attend à la voir mourir sous peu de jours, a été prise d'anasarque et d'albuminurie. La fuchsine est administrée à plusieurs reprises et chaque fois l'albumine disparaît; mais un mois plus tard la malade meurt, ayant, la veille encore, beaucoup d'albumine dans les urines.

Dans cette observation, la fuchsine semble avoir eu prise, non pas sur la maladie, mais sur le symptôme albuminurie. Son action n'était pas durable, puisque l'albumine reparaissait du jour au lendemain.

Obs. VII (Bouchut).

Une enfant de 8 ans est prise d'anasarque avec albuminurie, sans autre symptôme. On la fait transpirer au moyen de fumigations de benjoin; on la soumet dès le début au *régime lacté*, et on administre la fuchsine. Après quelques alternatives d'état normal et pathologique, l'enfant sort guérie.

Quelle part faut-il attribuer à la fuchsine dans ce traitement, où, entre autres moyens, on a employé *dès le début le régime lacté.*

Obs. VIII (Bouchut).

Une enfant de 14 ans a été prise d'anasarque avec albuminurie. Un mois après le début de ces accidents, qui ressemblent beaucoup à ceux d'une néphrite parenchymateuse, la petite malade est soumise au *régime lacté*, auquel on joint une potion avec 15 à 30 centigrammes de fuchsine. La malade est guérie deux mois après.

A quoi devons-nous attribuer la guérison; est-ce au régime lacté ou à la fuchsine ?

Obs. IX (Bouchut).

Une enfant ayant eu successivement la variole, la rougeole, la fièvre typhoïde, a depuis trois semaines une adénite suppurée avec œdème et albuminurie. La malade est soumise au *régime lacté*, et on lui prescrit tous les jours 15 centigrammes de fuchsine.

La disparition du symptôme albuminurie chez cette petite scrofuleuse est-elle due à la fuchsine ou au régime lacté ? (1).

(1) Dans l'obs. X, oubliée dans l'énumération ci-dessus, il s'agit d'une enfant de 7 ans qui, à la suite d'une scarlatine, fut prise d'anasarque générale avec albuminurie abondante. On donna pendant 15 jours 10 centigrammes de fuchsine et la malade guérit.

Outre le manque de détails, nous ferons observer, comme le constate d'ailleurs M. Divet, que cette observation n'est guère concluante, puisqu'il s'agit d'une albuminurie aiguë scarlatineuse, qui disparaît assez souvent seule, sans traitement.

Obs. XI (Bouchut).

Une petite fille de 3 ans a des urines sanguinolentes, et plus tard de l'anasarque et de l'albuminurie. On prescrit une sudation quotidienne dans un maillot chauffé imprégné de vapeurs de Benjoin, le *régime lacté* et une potion avec 10 et 15 centigrammes de fuchsine. Après un traitement alternativement repris et abandonné, l'enfant a guéri

Voilà encore une observation où il serait difficile de faire la part du traitement ; à quoi faut-il attribuer la disparition des accidents, est-ce au régime lacté où à la fuchsine ?

Obs. XII (Feltz).

Une femme, âgée de 53 ans, est prise de diarrhée, d'anasarque et d'albuminurie ; on constate des râles dans la poitrine ; les urines sont peu abondantes. On administre la fuchsine à la dose de 15 centigrammes par jour. La quantité des urines augmente et l'albuminurie disparaît. Le traitement, alternativement supprimé et repris, a duré un peu plus de deux mois.

Cette observation est toute en faveur de la fuchsine. Le médicament a été administré seul, sans le régime lacté, dans un cas probable de néphrite parenchymateuse.

Obs. XIII (Feltz).

Une malade est atteinte des symptômes d'une néphrite chronique probablement parenchymateuse, avec anasarque et albuminurie. Pendant six semaines, la malade prend la fuchsine à la dose de 15 centigrammes par jour. L'albumine diminue, mais ne disparaît pas ; la faiblesse générale persiste, mais l'état général est bon.

Bien que la guérison ou même la disparition totale de l'albuminurie n'aient pas été obtenues, on peut néanmoins considérer cette observation comme assez favorable à la fuchsine.

Obs. XIV (Feltz).

Un homme, âgé de 54 ans, alcoolique et athéromateux, est pris d'œdème et d'albuminurie. On prescrit le *régime lacté*, et on administre de 10 à 20 centigrammes de fuchsine par jour. Ce traitement donne un très bon résultat.

Mais ce résultat n'est-il pas dû, en partie du moins, au régime lacté ?

Obs. XV (Feltz.)

Dans cette observation, très peu détaillée, la fuchsine fait disparaître l'albumine chez un homme âgé de 62 ans, atteint de bronchite chronique et de rétrécissement aortique.

Obs. XVI.

Une jeune femme est atteinte d'albuminurie au septième mois d'une grossesse. Elle est prise de troubles nerveux qui font redouter l'éclampsie, et l'on trouve de fortes proportions d'albumine dans l'urine. On administre la fuchsine d'abord et le régime lacté ensuite. Mais il faut dire qu'avant le régime lacté, la quantité d'albumine avait notablement diminué.

Tel est le résumé des seize observations dans lesquelles on a fait usage de la fuchsine.

Sur ces seize observations, il en est huit dans lesquelles on ne peut se prononcer sur l'efficacité de la fuchsine, puisque le régime lacté lui a été associé.

Restent huit observations. Deux sont trop peu détaillées pour figurer dans la discussion. Trois autres ne sont pas concluantes, puisqu'il y a eu persistance de l'albuminurie malgré l'usage de la fuchsine. Restent trois observations qui seront discutées dans un prochain article à la suite des observations qui me sont personnelles. »

Ces trois observations que M. Dieulafoy se proposait de discuter, paraissent en effet plaider en faveur de la fuchsine.

Dans l'obs. XII, une quantité notable d'albumine persiste pendant les cinq premiers jours, alors qu'on n'a institué aucun traitement, puis disparaît complètement en vingt-quatre heures : Les urines deviennent plus abondantes ; les autres symptômes s'amendent peu à peu, mais cette amélioration ne se maintient que parce que le malade continue à faire usage de la fuchsine même après sa sortie de l'hôpital. Or nous allons voir que, de l'aveu même de ses partisans, un usage prolongé de ce médicament n'est pas sans inconvénients.

Dans l'obs. XIII, la fuchsine parait avoir eu également un effet diurétique et avoir amené une diminution notable dans la quantité d'albumine, mais non la disparition complète ; chaque fois qu'on suspendait le traitement, l'albumine augmentait de nouveau de quantité.

Dans ces deux cas, il semble impossible, à moins d'admettre une simple coïncidence, de nier l'effet de la fuchsine sur la diurèse et sur l'albuminurie ; mais nous voyons aussi que cet effet très prompt à se produire, est presqu'aussi prompt à disparaître ; Il faudrait donc, pour profiter des avantages de cette médication, en continuer l'usage pendant un temps assez long ; or nous trouvons dans les conclusions de la thèse de M. Divet le paragraphe suivant.

« La fuchsine à doses moyennes de 5 à 15 centigrammes longtemps continuées, *devient nuisible* en ce qu'elle élimine par les urines une quantité de phosphates telle que l'économie en est débilitée. »

Quant à la dernière observation, elle paraît démontrer également l'influence de la fuchsine sur la disparition de l'*albumine* et son action diurétique. Ces deux effets ont persisté après la suspension du médicament ; mais la malade était soumise au *régime lacté*, ce qui permet de supposer que, sans lui, nous aurions vu, comme dans les cas précédents, l'amélioration ne pas se maintenir après la suppression de la fuchsine.

Dans la plupart des observations que nous venons de citer, les expérimentateurs semblent n'avoir eu qu'une chose en vue, l'*albuminurie* ; de ce que la fuchsine, soit seule, soit associée à d'autres médicaments, a amené l'amélioration ou la disparition complète de ce symptôme, ils se sont crus autorisés à préconiser l'emploi de cet agent thérapeutique dans le mal de Bright ou tout au moins dans une de ses formes, la néphrite parenchymateuse.

Mais l'albuminurie ne saurait constituer à elle seule toute la maladie; elle n'en est qu'un des facteurs; et chacun sait combien ce symptôme est variable chez les différents sujets: Tantôt des phénomènes graves se manifestent avec des urines très peu albumineuses; tantôt au contraire, une grande quantité d'albumine est trouvée dans l'urine de malades qui paraissent à peine se douter de leur état pathologique.

Aussi, sans vouloir diminuer en rien l'importance de l'albuminurie, croyons-nous qu'il faut, pour juger de la valeur d'un médicament dans le mal de Bright, tenir compte en même temps de la modification que cet agent imprime aux autres symptômes. C'est ce que nous nous sommes efforcé de faire dans nos observations.

Comme le dit M. Dieulafoy (Gaz. hebdomad., 1879, nº 32), dans chacune des observations, nous avons observé et consigné deux choses: 1º l'action de la fuchsine sur les symptômes multiples et divers qui constituent la maladie de Bright; 2º l'action locale de la fuchsine sur le rein.

Dans l'obs. II, la malade était soumise au *régime lacté* qu'elle a continué lorsqu'on a commencé l'administration de la fuchsine, mais ce médicament étant donné alternativement pendant huit jours et suspendu pendant le même temps, on a pu en étudier les effets qui nous ont toujours paru nuls sur tous les symptômes autres que ceux liés à la secrétion urinaire. Pour ceux-ci, la fuchsine a eu constammment un effet opposé à celui que lui attribue M. Divet: chaque fois qu'on administrait le médicament, on voyait la quantité d'urine diminuer; mais un phénomène beaucoup plus marqué était la diminution dans le nombre des mictions; tandis que la malade urinait jusqu'à 25 fois dans les vingt-quatre heures alors qu'elle ne prenait pas de fuchsine, elle n'avait que 8 ou 10 mictions dans le même temps, quand elle prenait le médicament. Cette modification s'opérait d'une façon lente et graduelle et on constatait tous les jours une ou deux mictions en plus ou en moins suivant les cas. Cet effet qui ne s'est pas démenti un seul instant pendant deux mois qu'ont duré les expériences, a été rendu plus sensible au moyen de courbes que nous avons tracées en marquant tous les jours sur une feuille, disposée *ad hoc*, le nombre des mictions et la quantité d'urine rendue. Ces courbes que, suivant les conseils de notre maître, M. Dieulafoy, nous avons établies pour tous nos malades, nous ont permis d'apprécier d'une façon à la fois plus nette, plus rapide et plus frappante l'influence des divers médicaments sur la secrétion urinaire.

Ainsi donc, chez cette malade atteinte de néphrite probablement interstitielle, la fuchsine n'a modifié en rien les symptômes de la maladie ; à plusieurs reprises elle a même déterminé des troubles gastriques et des coliques. Elle a diminué d'une façon peu sensible la quantité d'urine et d'une façon très notable le nombre des mictions.

Dans l'obs. III, la fuchsine ne pouvait guère être dirigée contre l'albuminurie qui était très peu marquée (et qui du reste a persisté), mais nous avons pu rechercher sa prétendue action diurétique qui ne s'est nullement manifestée. La quantité d'urine a augmenté rapidement sous l'influence de la fuchsine *et du régime lacté*, mais chaque fois qu'on a supprimé la fuchsine, il n'y a eu aucun changement notable, ni dans la quantité d'urine rendue, ni dans le nombre des mictions, tandis que le jour où *on a substitué au régime lacté exclusif un régime, mixte* la quantité d'urine est tombée de 3700 gr. à 1500 gr. (en moyenne). D'ailleurs, pas plus que dans le cas précédent, on n'a constaté aucune amélioration dans les autres symptômes du mal de Bright (néphrite interstitielle) par l'usage de la fuchsine.

Dans l'obs. VI, la fuchsine n'a eu aucune action sur les principaux symptômes; dans un cas, des douleurs lombaires très vives se sont manifestées en même temps qu'on a donné ce médicament et ont cessé dès qu'on l'a suspendu. Comme dans les observations précédentes, la quantité d'urine a diminué avec l'administration de la fuchsine et cependant il s'agissait probablement d'une néphrite parenchymateuse.

Dans l'obs. V, la fuchsine est d'abord administrée *seule* pendant dix jours; elle détermine des vomissements, de la céphalalgie et des troubles de la vue; la quantité d'albumine diminue de 50 centigrammes seulement. On suspend la fuchsine et on prescrit le régime lacté; aussitôt les vomissements et la céphalalgie disparaissent. Dix jours après, on prescrit de nouveau la fuchsine, mais les vomissements viennent encore obliger à en cesser l'emploi.

L'action sur le rein s'est manifestée par une diminution de la quantité d'urine et une diminution proportionnelle du nombre des mictions.

Dans l'obs. VI, les résultats ont été analogues à ceux du cas précédent : la première tentative de fuchsine faite chez cette malade m'a si mal réussi, dit M. Dieulafoy (*loc. cit.*), que je n'en ai pas tenté une seconde. On a vu, en effet, que la fuchsine n'a amélioré ni la bronchite, ni l'oppression, ni la céphalalgie; les symptômes ont persisté et ont empiré. Elle n'a pas agi comme diurétique au contraire, les urines ont diminué de quantité. L'amélioration n'a commencé qu'avec le régime lacté.

Dans l'obs. VII, il s'agit d'une femme atteinte de néphrite probablement *mixte* qui arriva à l'hôpital dans un état très grave, ne rendant que 125 grammes d'urine dans les vingt-quatre heures. N'osant pas demander à la fuchsine seule une amélioration urgente, M. Dieulafoy soumit cette malade au régime lacté, en même temps qu'il lui fit prendre 15 centigrammes de fuchsine. La quantité d'urine augmenta rapidement et l'état général s'amenda notablement ; l'albuminurie diminua, mais ne disparut pas tout à fait.

Pour savoir quelle part on doit attribuer à la fuchsine dans cette amélioration, nous dirons que trois fois elle a été administrée et trois fois supprimée, et que jamais les symptômes thoraciques n'en ont été modifiés ; le nombre des mictions et la quantité d'urine sont restés sensiblement stationnaires. Tous ces détails sont rendus plus frappants lorsqu'on jette les yeux sur la courbe de l'observation.

Dans l'obs. VIII (néphrite parenchymateuse), la fuchsine n'a eu aucune action sur les divers symptômes de la maladie ; elle n'a pas agi comme diurétique ; l'abuminurie n'a diminué que lorsqu'on a employé en même temps le régime lacté. Il est facile de se rendre compte de ces faits en lisant seulement le résumé de cette observation.

En résumé, sur sept cas de mal de Bright traités par la fuchsine et appartenant aux diverses formes de la malade, savoir :

Néphrite interstitielle . . . . . . 3 cas.
Néphrite parenchymateuse. . . . 2 —
Néphrite mixte . . . . 2 —

nous n'avons jamais constaté d'effet utile du médicament. Jamais nous n'avons vu survenir d'amélioration réelle dans les symptômes thoraciques (dypsnée, accès d'oppression, associés à la bronchite ou à l'œdème), aucune amélioration des symptômes céphaliques (céphalalgie, vertige, torpeur), ni des symptômes cardiaques (palpitations, angoisse).

Dans quatre cas la fuchsine paraît n'avoir pas été étrangère à l'apparition d'accidents divers (vomissements, coliques, douleurs lombaires, céphalalgie, troubles de la vue), qui ont nécessité plusieurs fois l'interruption du traitement (1).

Quant à l'action locale de la fuchsine sur le rein, elle s'est montrée irrégulière et incertaine : *Jamais elle n'a agi comme diurétique* ; plusieurs fois elle a diminué la quantité d'urine ; elle n'a jamais *à elle seule* amené la disparition de l'albuminurie.

Désireux d'étudier encore l'action locale de la fuchsine, nous avons administré ce médicamment à la dose de 15 centigrammes chez une femme de 45 ans, atteinte de *polyurie simple* depuis l'âge de 14 ans. Tous les huit jours la fuchsine était alternativement donnée et suspendue. Pendant un mois qu'à duré l'expérience, nous avons noté tous les jours la quantité de boissons ingérées, la quantité d'urine rendue et le nombre des mictions ; la courbe ainsi obtenue nous a prouvé l'influence *absolument nulle* de cet agent thérapeutique sur ces trois éléments.

(1) La fuchsine que nous avons employée a toujours été éprouvée et reconnue parfaitement pure ; on ne saurait donc attribuer les accidents que nous signalons, à la présence d'une certaine quantité d'arsenic, comme cela se serait produit dans certains cas.

Que reste-t-il maintenant à la fuchsine au point de vue de son action thérapeutique dans le mal de Bright ?

Une seule fois (obs. II) nous avons constaté un effet qui aurait pu avoir quelque utilité s'il s'était manifesté dans d'autres observations. Nous avons déjà fait remarquer que l'usage de la fuchsine chez cette malade, a constamment diminué le nombre des mictions et cela d'une façon régulière, non en rapport avec la diminution des urines qui variaient dans une proportion beaucoup plus faible. Or, chacun sait combien certains malades sont tourmentés par ces envies fréquentes d'uriner qui interrompent à chaque instant leur sommeil ou leurs occupations.

Il ne serait donc pas indifférent de trouver un médicament qui calmerait cette irritabilité vésicale, alors même qu'il n'aurait aucune action sur les autres symptômes de la maladie.

Malheureusement, quoique notre attention fût attirée de ce côté, nous n'avons jamais vu le fait se reproduire dans les autres observations, c'est pourquoi nous nous contenterons de le signaler, laissant à des observations ultérieures le soin de démontrer si la fuchsine a réellement une action sur ce symptôme particulier.

Nous aurions pu citer encore d'autres faits tendant à prouver l'inutilité de la fuchsine dans le traitement de la maladie de Bright, notamment deux observations adressées à M. Dieulafoy par M. le Dr Margueritte (du Havre) et consignées dans la Gazette hebdomadaire (août 1879, nº 32).

Mais ici, comme dans les chapitres précédents, nous avons tenu à nous renfermer dans les limites que nous

nous sommes imposées, et à ne donner que les résultats de nos observations personnelles.

Pour ce qui est du régime lacté qui a été aussi expérimenté dans toutes nos observations, nous n'avons pas l'intention d'en analyser ici tous les effets, comme nous l'avons pratiqué pour la fuchsine. La question ne saurait d'ailleurs avoir le même intérêt, puisque cette médication est aujourd'hui acceptée sans conteste par la plupart des médecins.

« Employé dès l'antiquité dans la curation des hydropisies, le régime lacté, dit M. Rendu (loc. cit.), constitue, surtout depuis une cinquantaine d'années, le fond du traitement de toutes les maladies chroniques du rein, et la théorie vient confirmer les bons effets constatés par l'expérience journalière. C'est à deux médecins français, Chrestien, de Montpellier et Serres, d'Allais, que revient le mérite d'avoir remis en honneur la médication lactée dans les hydropisies ; depuis lors, elle a été employée par tout le monde, et c'est incontestablement, de toutes les diététiques usitées dans les affections rénales, celle qui fournit les meilleurs résultats. »

Cette conclusion s'accorde parfaitement avec le résultat de nos observations personnelles dans lesquelles nous avons constaté les heureux effets du régime lacté non seulement sur l'albuminurie et l'œdème, mais encore sur l'ensemble des autres symptômes de la maladie quelle qu'en fût la forme (interstitielle, parenchymateuse ou mixte), et à quelque période qu'elle fût arrivée.

Paris. — A. PARENT, imp. de la Faculté de Médecine, r. M.-le-Prince, 29-31.

NOUVELLES PUBLICATIONS DE LA LIBRAIRIE V. ADRIEN DELAHAYE ET

Des diarrhées chroniques, et de leur traitement par les Eaux de Plombières par le docteur Bottentuit, ancien interne des hôpitaux de Paris, rédacteur en chef de la *France Médicale*, médecin consultant aux eaux de Plombières, etc. In-8° 2 fr.

Guide médical aux Eaux de Plombières, par les docteurs Bottentuit et Hutin, avec 18 gravures et un plan des environs. Edition Diamant, reliée 3 fr.

Traité pratique des maladies des reins, par S. Rosenstein, professeur de clinique médicale à Grœningue, Traduit de l'allemand par les docteurs Bottentuit et Labadie-Lagrave, 1 vol. in-8........ 10 fr. »
Cartonné........ 11 fr. »

Le diabète sucré et son traitement diététique, par A. Cantani, professeur et directeur de clinique médicale à l'Université royale de Naples. Ouvrage traduit et annoté par le Dr H. Charvet. 1 vol. in-8, avec 3 planches. Broché ..... 8 fr. »

Maladies chirurgicales du pénis, par J.-N. Demarquay, chirurgien de la Maison municipale de santé, membre de l'Académie de médecine. Ouvrage publié par les docteurs G. Vœlker et J. Cyr. 1 vol. in-8, avec figures dans le texte et 4 planches en chromolithographie. Broché........ 11 fr. »
Cartonné........ 12 fr. »

Leçons de clinique médicale, faites à l'hôpital de la Charité, par le professeur Jaccoud. 1 fort vol. in-8 de 878 pages, avec 29 figures et 11 planches en chromolithographie, 3e édition, avec un joli cartonnage en toile........ 16 fr.

Leçons de clinique médicale, faites à l'hôpital Lariboisière par le professeur Jaccoud 2e édit. 1 vol. in-8 accompagné de 10 planches en chromolith. Cartonné. 16 fr.

Traité d'anatomie descriptive, avec figures intercalées dans le texte, par Ph.-C. Sappey, professeur d'anatomie à la Faculté de médecine de Paris, etc. 3e édition entièrement refondue, 4 vol. in-8. 1876-1877........ 60 fr.
Cartonné........ 65 fr.
Quelques exemplaires sur papier velin........ 80 fr.

Leçons de clinique obstétricale, professées à l'hôpital des Cliniques, par le Dr Depaul, professeur de clinique d'accouchements à la Faculté de médecine de Paris, membre de l'Academie de médecine, rédigées par M. le Dr De Soyre, chef de clinique, revues par le professeur. 1 vol. in-8, avec figures intercalées dans le texte........ 16 fr. »

Clinique médicale, par le Dr Gueneau de Mussy, médecin de l'Hôtel-Dieu, membre de l'Académie de médecine, etc. 2 vol. in-8........ 24 fr. »

Traité pratique des maladies du larynx, précédé d'un Traité complet de laryngoscopie, par le Dr Ch. Fauvel, ancien interne des hôpitaux de Paris. 1 vol. in-8, avec 144 figures dans le texte et 20 planches, dont 7 en chromolithographie. Broché........ 20 fr. »
Cartonné........ 21 fr. »

L'ancienne Faculté de médecine de Paris, par M. Corlieu. 1 vol. petit in-8, de 283 pages. 1877........ 5 fr. »

Les causes de la gravelle et de la pierre étudiées à Contrexéville pendant neuf années de pratique médicale, par Debout. 1 vol. in-8 de 138 pages avec 32 figures dans le texte. 1876........ 3 fr. »

Essai sur les variations de l'urée et de l'acide urique dans les maladies du foie, par Genevoix. In-8 de 107 pages. 1876........ 2 fr. 50

Traité d'anatomie pathologique, par M. Lancereaux, professeur agrégé à la Faculté de médecine de Paris, médecin des hôpitaux, etc. Tome 1er. Anatomie pathologique générale. 1 fort vol. in-8 de 838 pages avec 267 figures intercalées dans le texte. 1877. 20 fr. Cartonné........ 21 fr. »

Leçons sur les affections de l'appareil lacrymal comprenant la glande lacrymale et les voies d'excrétion des larmes, par MM. Panas et Chamoin. 1 vol. in-8 avec figures dans le texte. 1877........ 5 fr. »

Leçons cliniques sur les maladies du cœur, professées à l'Hôtel-Dieu de Paris, par M. Bucquoy. *Quatrième édition,* 1 vol. in-8 de 170 pages, avec figures dans le texte, cartonné en toile. 1873........ 4 fr. »

Leçons cliniques sur la syphilis étudiée plus particulièrement chez la femme par M. Alfred Fournier, professeur agrégé, médecin de l'hôpital de Lourcine. 1 fort vol. in-8 avec tracés sphygmographiques. 1873. Br. 15 fr. Cart........ 16 fr. »

Frascator : la Syphilis, 1530 ; le Mal français, 1546, par M. Alfred Fournier ; traduction et commentaire. 1 vol. in-12 de 210 pages. 1870... 2 fr. 50

De la Cure de l'Obésité aux eaux de Brides (Savoie), par M. le Dr Emile Philbert, médecin-consultant aux eaux de Brides broch. in-8 de 16 pages 50 cent

Paris. — A. Parent, imprimeur de la Faculté de Médecine, rue M.-le-Prince, 29-31.

www.ingramcontent.com/pod-product-compliance
Ingram Content Group UK Ltd.
Pitfield, Milton Keynes, MK11 3LW, UK
UKHW020358230726
13925UKWH00003B/1170